国家卫生健康委员

全国高等职业教育配套教材

供助产专业用

妇科护理学
实训与学习指导

主　编　莫洁玲

副主编　程瑞峰　杨小玉

编　者（按姓氏笔画排序）

王钰姗（江西卫生职业学院）　　　　李德琴（襄阳职业技术学院）

牛　倩（河南护理职业学院）　　　　杨小玉（天津医学高等专科学校）

左欣鹭（承德护理职业学院）　　　　周　雪（山西医科大学汾阳学院）

刘　莉（黑龙江护理高等专科学校）　姚晓岚（上海健康医学院）

刘立新（大庆医学高等专科学校）　　莫洁玲（广西医科大学护理学院）

汤　云（青岛市妇女儿童医院）　　　韩　琦（哈尔滨医科大学附属第二医院）

李　琴（大理护理职业学院）　　　　程瑞峰（江西卫生职业学院）

李仁兰（重庆医科大学附属第二医院）

人民卫生出版社

·北京·

图书在版编目（CIP）数据

妇科护理学实训与学习指导/莫洁玲主编.—北京：
人民卫生出版社，2022.3
ISBN 978-7-117-32606-3

Ⅰ.①妇⋯　Ⅱ.①莫⋯　Ⅲ.①妇科学-护理学-高等
职业教育-教学参考资料　Ⅳ.①R473.71

中国版本图书馆 CIP 数据核字（2021）第 269570 号

人卫智网　www.ipmph.com	医学教育、学术、考试、健康，	
	购书智慧智能综合服务平台	
人卫官网　www.pmph.com	人卫官方资讯发布平台	

妇科护理学实训与学习指导
Fuke Hulixue Shixun yu Xuexi Zhidao

主　　编：莫洁玲
出版发行：人民卫生出版社（中继线 010-59780011）
地　　址：北京市朝阳区潘家园南里 19 号
邮　　编：100021
E - mail：pmph @ pmph.com
购书热线：010-59787592　010-59787584　010-65264830
印　　刷：北京市艺辉印刷有限公司
经　　销：新华书店
开　　本：787×1092　1/16　　印张：9
字　　数：230 千字
版　　次：2022 年 3 月第 1 版
印　　次：2022 年 3 月第 1 次印刷
标准书号：ISBN 978-7-117-32606-3
定　　价：22.00 元

打击盗版举报电话：010-59787491　E-mail：WQ @ pmph.com
质量问题联系电话：010-59787234　E-mail：zhiliang @ pmph.com

前　言

　　《妇科护理学实训与学习指导》是以全国高等职业教育助产专业"十三五"规划教材《妇科护理学》为蓝本，在全国高等职业教育护理、助产专业第四届教材评审委员会的组织和指导下编写。本书主要供三年制或五年一贯制高等职业教育助产专业使用，同时适用于准备参加国家护士执业资格考试的助产士和临床护士。

　　为方便学生复习，全书分为两部分。第一部分为实训指导，旨在帮助学生进行操作练习和教师考核评价，凡助产士和临床护士需进行的操作性技能实训，均参照全国助产、护理专业技能操作竞赛的参考评分办法，制订了各项操作考核与评分标准，以利于学生进行自评与互评。第二部分为学习指导，包括各章节重点、难点提示，与护士执业资格考试题型类似的复习题及复习题参考答案。章节编排与主教材保持一致，旨在帮助学生提高分析解决问题的能力和检验学习效果。

　　本书编写过程中得到各参编人员及其所在单位的大力支持，在此表示诚挚谢意。由于时间仓促，限于编写水平，不足之处在所难免，恳请广大师生与同道不吝指教，以便我们及时改进完善。

莫洁玲

2021 年 5 月

目　录

第一部分　实 训 指 导

第二部分　学 习 指 导

第一部分 实训指导

实训一	妇科检查及护理配合

【实训目的】

1. 熟练掌握各种妇科检查及护理配合。
2. 熟练掌握妇科检查的注意事项。
3. 熟悉妇科检查的常用方法及操作步骤。

【实训内容】

1. 外阴检查及护理配合。
2. 阴道窥器检查及护理配合。
3. 双合诊及护理配合。
4. 三合诊及护理配合。
5. 直肠 - 腹部诊及护理配合。

【相关知识点】

妇科检查是通过对外阴、阴道、子宫及附件的检查,了解外阴、阴道、宫颈、子宫及附件的一般情况,判断有无炎症、肿瘤等。常见的妇科检查包括外阴检查、阴道窥器检查、双合诊、三合诊、直肠 - 腹部诊。

【实训准备】

妇科检查床、一次性臀垫、消毒手套、阴道窥器、消毒用物品、棉签、棉球、纱布、污物桶、照明灯等。

【实训步骤】

（一）操作步骤

1. 医护人员素质要求　服装整齐、仪表端庄,态度和蔼可亲。
2. 检查前准备

（1）护士准备

1）修剪指甲,洗手。

2）核对并确认病人。

3）了解病人情况（是否有腹痛、阴道流血、白带异常、腹部包块等）。

4）向病人解释妇科检查的目的、方法、注意事项及配合要点。

（2）环境准备：护士需进行环境评估，关门窗或用屏风遮挡，调节室温至 24~28℃。

（3）物品准备：检查并将实训用物摆放好，在检查床上垫好一次性臀垫。

（4）病人准备

1）护士应告知病人检查的目的及方法，取得病人配合。

2）排空膀胱后，护士协助病人仰卧于妇科检查床上，脱去一只裤腿，取膀胱截石位。

3. 操作方法及步骤

（1）外阴检查：观察外阴发育、皮肤色泽、阴毛分布及疏密情况，注意有无充血、水肿、溃疡、损伤、畸形、炎症及肿瘤。用拇指及食指分开小阴唇，暴露阴道前庭、尿道口及阴道口，检查有无炎症、赘生物，处女膜是否完整。嘱病人用力向下屏气后，观察有无阴道前后壁膨出、子宫脱垂和尿失禁等情况。

（2）阴道窥器检查：将阴道窥器两叶合拢，用润滑剂（或生理盐水）润滑两叶，左手拇指及食指分开两侧小阴唇，暴露阴道口，右手持阴道窥器向下倾斜 45°，沿阴道侧后壁缓慢插入阴道内，然后向上、向后推进，边推边转成正位，并逐渐张开两叶，直至完全暴露宫颈。检查宫颈及阴道，检查后将阴道窥器两叶合拢退出。

1）检查宫颈：观察宫颈大小、颜色、外口形状，有无糜烂、裂伤、囊肿、息肉、赘生物，并注意宫颈分泌物的量、性状及宫颈管内有无出血。

2）检查阴道：旋转窥器，观察阴道前后壁、侧壁黏膜颜色及皱襞情况，有无畸形、赘生物、裂伤、炎症、溃疡，注意阴道分泌物的量、性状、色泽及有无异味。

（3）双合诊：检查者戴无菌手套后，一手食指和中指涂润滑剂（或生理盐水）后进入阴道内，另一手置于腹部，两手配合检查。检查阴道的通畅度、深度、有无畸形、肿块、结节或瘢痕。触诊宫颈的大小、形状、硬度及宫颈外口情况，注意有无接触性出血及宫颈举痛。触诊子宫的大小、位置、形态、活动度、软硬度以及有无压痛。触诊子宫附件有无肿块、压痛或增厚，注意肿块的大小、位置、形状、软硬度、活动度、与子宫的关系及有无压痛。正常卵巢偶可扪及，触之有酸胀感。正常输卵管多不能扪及。

（4）三合诊：多在双合诊后即进行，检查者一手食指在阴道内，中指伸入直肠内，另一手在腹部配合。主要检查子宫后壁、直肠子宫陷凹、宫骶韧带、盆腔后壁等有无病变。

（5）直肠 - 腹部诊：检查者一手食指伸入直肠内，另一手在腹部配合检查，亦称肛 - 腹诊。适用于未婚女性和阴道闭锁不能行阴道检查者。

4. 操作后处理

（1）护士整理用后臀垫及物品，分类预处理。

（2）填写检查记录，向病人说明检查情况及注意事项。

（3）清洗双手。

（二）注意事项

1. 妇科检查前护士应向病人做好解释工作，消除其思想顾虑。

2. 检查者态度要严肃认真，操作轻柔。

3. 检查前应嘱病人排尿，必要时须导尿。妇科检查一般取膀胱截石位，少数尿瘘病人需取胸膝卧位。

4. 检查中护士应密切观察病人的反应，发现异常立即报告医生。

5. 月经期不做妇科检查，必须要做时须消毒外阴，戴无菌手套操作。

6. 未婚者一般只做肛-腹诊,如确有检查必要时,应征得家属或本人签字同意后方可做阴道检查。

7. 注意做好消毒隔离工作,尤其是检查用器械,防止医源性交叉感染。

8. 男性医护人员检查病人时,需有其他医护人员在场。

【实训报告】

1. 如何进行各项妇科检查的护理配合?

2. 列出妇科检查的注意事项。

【实训小结】

1. 学生能熟练进行各项妇科检查的护理配合。

2. 学生能叙述妇科检查的注意事项。

3. 学生能独立完成实训报告。

4. 学生关心体贴病人,体现科学严谨的学习态度和人文关怀精神。

（乾　琦）

实训二 妇科特殊检查的护理配合

【实训目的】

1. 熟练掌握各种妇科特殊检查的护理配合。
2. 熟练掌握妇科特殊检查的注意事项。
3. 了解妇科特殊检查的常用方法及操作步骤。

【实训内容】

1. 阴道分泌物悬滴法检查的护理配合。
2. 阴道脱落细胞学检查的护理配合。
3. 宫颈黏液检查的护理配合。
4. 宫颈活检的护理配合。
5. 诊断性刮宫的护理配合。
6. 输卵管通畅检查的护理配合。
7. 阴道后穹窿穿刺的护理配合。

【相关知识点】

妇科特殊检查包括阴道分泌物悬滴法检查、阴道脱落细胞学检查、宫颈黏液检查、宫颈活检、诊断性刮宫、输卵管通畅检查及阴道后穹窿穿刺等。通过妇科特殊检查,可进一步确定生殖器感染的病原体种类、了解卵巢功能、确诊生殖器官肿瘤、了解输卵管通畅情况及检查有无盆腔内出血等。

【实训准备】

妇科检查床、一次性臀垫、阴道窥器、消毒用品、宫颈钳、长无齿镊、刮板、宫颈活检钳、刮匙、装有95%乙醇(或10%甲醛液)的标本瓶、生理盐水(或10%氢氧化钾)、复方碘溶液、40%碘化油、玻片、宫颈导管、穿刺针、10ml注射器、子宫探针、细胞刷、棉签、棉球、纱布、污物桶、照明灯、无菌巾等。

【实训步骤】

(一)操作步骤

1. 医护人员素质要求 服装整齐、仪表端庄,态度和蔼可亲。

2. 检查前准备

（1）护士准备

1）修剪指甲，洗手。

2）核对并确认病人。

3）了解病人情况（是否有腹痛、阴道流血、白带异常、腹部包块等）。

4）向病人解释检查的目的、方法、注意事项及配合要点。

（2）环境准备：护士需进行环境评估，关门窗或用屏风遮挡，调节室温至 24~28℃。

（3）物品准备：备齐并将实训用物摆放好，在检查床上垫好一次性臀垫。

（4）病人准备

1）护士应告知病人检查的目的及方法，取得病人配合。

2）排空膀胱后，护士协助病人仰卧于妇科检查床上，脱去一只裤腿，取膀胱截石位。

3. 操作方法及步骤

（1）阴道分泌物悬滴法检查：用无菌长棉签取阴道后穹隆部白带少许，放在盛有生理盐水（或 10% 氢氧化钾）的玻片上，检查阴道内有无阴道毛滴虫（或假丝酵母菌）。

（2）阴道脱落细胞学检查：用以了解卵巢激素水平及排除癌变。

1）阴道侧壁刮片法：用阴道窥器充分扩张阴道，用刮板在阴道侧壁上 1/3 处刮取细胞涂片。若为未婚女性，用卷紧的无菌长棉签深入阴道取材涂片。

2）宫颈刮片：用阴道窥器充分暴露宫颈，用刮板在宫颈外口鳞 - 柱状上皮交界处，以宫颈外口为中心轻轻环刮一周，刮出物送病理检查。

3）宫颈管涂片：用阴道窥器充分扩张阴道，先拭净宫颈表面的分泌物，将细胞刷置于宫颈管内，达宫颈外口上方 1cm 左右，在宫颈管内旋转 360° 后取出，旋转细胞刷，将附着于小刷子上的标本立即洗脱于保存液中。涂片时使用薄层液基细胞学制片法。

（3）宫颈黏液检查：用以了解卵巢功能。检查时先拭净宫颈外口的分泌物，然后将无菌长无齿镊伸入宫颈管 0.5~1cm 处，夹取黏液并平铺于玻片上，先观察其拉丝度，待黏液干燥后，在镜下观察结晶类型。

（4）宫颈活组织检查：是确诊宫颈组织病变的重要方法。用阴道窥器暴露宫颈，拭净分泌物，涂复方碘溶液，观察宫颈着色情况。用宫颈活检钳在病变部位钳取组织，若病变不明显，可在不着色区或宫颈外口鳞 - 柱状上皮交界处 3、6、9、12 点处钳取组织。怀疑宫颈管内癌者，常规消毒外阴、阴道、宫颈后，用刮匙进入宫颈管刮取黏膜组织。将刮取的组织立即分别装入标本瓶内，送病理检查。用带尾纱布压迫出血点，尾端留在阴道口外，嘱病人于次晨自行取出。如出血多，随时复诊。

（5）诊断性刮宫：了解子宫内膜病变情况。双合诊检查子宫大小及位置，常规消毒外阴及阴道，铺无菌巾。用阴道窥器暴露宫颈，消毒宫颈及宫颈管。用宫颈钳夹住宫颈前唇并轻轻向外牵拉，用探针沿子宫方向缓慢进入宫腔，探测宫腔方向和深度。用宫颈扩张器逐号扩张宫颈管，以刮匙缓慢进入宫腔，沿子宫底部至宫颈内口轻刮 1 周。行分段诊刮时，先不要探查宫腔，用刮匙刮取宫颈内组织，再探查宫腔深度，换刮匙刮取宫腔内组织。刮出物分别装瓶、固定，送病理检查。刮取完组织后再次探查宫腔深度，擦净阴道内血迹，取出宫颈钳及阴道窥器。

（6）输卵管通畅检查：可了解输卵管通畅程度，多用于不孕症的诊断。检查时间选择在月经干净后 3~7d。

1）输卵管通液术：双合诊检查子宫大小及位置，常规消毒外阴及阴道，铺无菌巾。用阴道窥器暴露宫颈，消毒宫颈及宫颈管。用宫颈钳夹住宫颈前唇，置入宫颈导管。用无菌生理盐水（可加入其他药液）20ml，经导管缓慢注入子宫，若顺利注入 20ml 且无阻力，表示输卵管通畅；如注入 5~10ml 即感阻力大，病人主诉下腹胀痛，停止推注后回流达 10ml，表示输卵管阻塞；若注入时虽有阻力，但仍可继续注入，表示输卵管通而不畅。

2）子宫输卵管造影：双合诊检查子宫大小及位置，常规消毒外阴及阴道，铺无菌巾。用阴道窥器暴露宫颈，消毒宫颈及宫颈管。用宫颈钳夹住宫颈前唇，探查宫腔。将宫颈导管注满 40% 碘化油，排出空气，沿宫腔方向将其插入宫颈管内，缓慢注入碘化油，在 X 线透视下观察碘化油流经宫腔及输卵管情况，并摄片。24h 后再拍摄盆腔平片，观察腹腔内有无游离碘化油。若用泛影葡胺造影，则在注射后立即摄片，10~20min 后进行第 2 次摄片，观察泛影葡胺液流经盆腔情况。

（7）阴道后穹窿穿刺：用以检查盆腔有无积液及积液性质。常规消毒外阴、阴道，铺无菌巾。进行阴道检查了解盆腔情况，注意阴道后穹窿是否膨隆。用阴道窥器暴露宫颈，用宫颈钳夹持宫颈后唇，向前提拉，充分暴露阴道后穹窿，并再次消毒。用穿刺针头接 10ml 注射器，取与宫颈平行方向，从后穹窿正中刺入，深约 2cm，有落空感后抽吸，边抽吸边拔出注射器。针管、针头拔出后，注意检查穿刺点有无出血，如有出血用棉球压迫片刻。

4. 操作后处理

（1）护士整理用后臀垫及物品，分类预处理。

（2）填写操作记录，向病人说明操作情况及注意事项。

（3）清洗双手。

（4）填写标本检查申请单，及时送检。

（二）注意事项

1. 一般注意事项同实训一"妇科检查及护理配合"。

2. 阴道分泌物悬滴法检查阴道毛滴虫时加生理盐水，检查假丝酵母菌时用 10% 氢氧化钾。

3. 阴道脱落细胞学检查取材前 24h 避免阴道冲洗、检查、涂药及性交；细胞涂片应薄而均匀，不要来回涂抹，避免细胞损伤，涂片做好标记立即送检。

4. 宫颈黏液检查及阴道脱落细胞学检查卵巢功能时，应根据月经周期确定检查日期。

5. 宫颈活体组织检查术后应注意观察有无组织出血，术后 1 个月内禁止性生活及盆浴。

6. 诊断性刮宫术后应注意有无腹痛及内出血，术后 2 周内禁止性生活及盆浴。

7. 宫颈活体组织检查和输卵管通畅检查一般选择在月经干净后 3~7d 进行。

8. 输卵管碘油造影检查前需了解病人有无过敏史，操作过程中注意病人有无过敏反应。术后 2 周内禁止性生活及盆浴。

9. 阴道后穹窿穿刺术后注意观察有无脏器损伤及内出血等，术后 24h 取出阴道内填塞的纱布，保持外阴清洁、干燥，抽出液若为暗红色不凝固液体，应做好抢救的准备。

【实训报告】

1. 如何进行各项妇科特殊检查的护理配合？

2. 列出妇科特殊检查的注意事项。

【实训小结】

1. 学生能熟练进行各项妇科特殊检查的护理配合。
2. 学生能叙述妇科特殊检查的注意事项。
3. 学生能独立完成实训报告。
4. 学生关心体贴病人,体现科学严谨的学习态度。

（韩　琦）

实训三 常用阴道灌洗液的配制和选用

【实训目的】

1. 熟练掌握各种阴道灌洗液的配制方法。
2. 能指导病人正确选择和配制阴道灌洗液。
3. 培养关心体贴病人的态度,体现人性化服务。

【实训内容】

根据病人的需要准备药品和配制阴道灌洗液的器具,学生分组配制各种阴道灌洗液。

【实训方法】

1. 教师示教操作。
2. 学生辨识出各种阴道冲洗药物的名称和浓度,并根据阴道炎症的类型选择阴道灌洗液。
3. 分组练习配制各种阴道灌洗液。

【相关知识点】

阴道冲洗是治疗阴道炎症的常用方法。滴虫阴道炎、萎缩性阴道炎病人常选用酸性阴道灌洗液;外阴阴道假丝酵母菌病病人常选用碱性阴道冲洗液。通过阴道灌洗液的配制的实训可以指导不同类型阴道炎病人选择适合的阴道灌洗液。

【实训准备】

1. 药品准备　高锰酸钾、醋酸、乳酸、碳酸氢钠、苯扎溴铵、呋喃西林、碘伏原液、洁尔阴、生理盐水、蒸馏水、软皂。
2. 器具准备　托盘天平、量杯、烧瓶、漏斗、滴定管、洗耳球、玻璃棒、水壶、烧杯。

【实训步骤及操作评分标准】

（一）药液配制方法

1. 辨识出常用阴道灌洗液的名称及浓度,如 1% 乳酸溶液、0.5% 醋酸溶液、2%~4% 碳酸氢钠溶液、1:5 000 高锰酸钾溶液、0.25% 或 0.5% 碘伏溶液等。
2. 根据药液浓度计算出配制药液时所需的药量和加入蒸馏水的量。

3. 固体性药物的配制　将准确称量的固体药物放入烧杯或液体容器内,用量杯准确量取蒸馏水,将蒸馏水倒入烧杯内,边倒边用玻璃棒搅拌,混匀即可。如配制 1 : 5 000 高锰酸钾溶液时,取高锰酸钾结晶 1g 加蒸馏水(家庭可用 41~43℃温开水代替)5 000ml 搅拌均匀即可。

4. 液体性药物的配制　量取药物原液倒入烧杯或液体容器内,用量杯准确量取蒸馏水,将蒸馏水注入盛有药物原液的烧杯或液体容器内。如配制 0.5% 醋酸溶液时,量取 150ml 加蒸馏水 1 000ml 即可。

5. 选用阴道灌洗液　滴虫阴道炎、萎缩性阴道炎病人常选用酸性阴道灌洗液,如 1% 乳酸或 0.5% 醋酸溶液;外阴阴道假丝酵母菌病病人常选用碱性阴道灌洗液,如 2%~4% 碳酸氢钠溶液。灌洗液温度以 41~43℃为宜。

(二)阴道冲洗操作步骤及评分标准

项目		技术要求	分值	得分
操作前准备	30分	物品准备:高锰酸钾、醋酸、乳酸、碳酸氢钠、苯扎溴铵、呋喃西林、碘伏原液、洁尔阴、生理盐水、蒸馏水、软皂。托盘天平、量杯、烧瓶、漏斗、滴定管、洗耳球、玻璃棒、水壶、烧杯	5	
		环境准备:室内安静、整洁,光线充足,温度、湿度适宜,关闭门窗	5	
		护士准备: (1)素质要求:态度和蔼,衣帽整洁,修剪指甲、洗手、戴口罩 (2)评估病人:核对床号、姓名,根据病人的临床表现和辅助检查明确阴道炎的类型 (3)向病人解释阴道冲洗的目的和配合事项	15	
		病人准备:排空膀胱,取膀胱截石位	5	
操作步骤	50分	(1)辨识出常用阴道灌洗液的名称及浓度,如:1% 乳酸溶液、0.5% 醋酸溶液、2%~4% 碳酸氢钠溶液、1 : 5 000 高锰酸钾溶液、0.25% 或 0.5% 碘伏溶液等	10	
		(2)根据药液浓度计算出配制药液时所需的药量和加入蒸馏水的量	10	
		(3)固体性药物的配制:将准确称量的固体药物放入烧杯或液体容器内,用量杯准确量取蒸馏水,将蒸馏水倒入烧杯内,边倒边用玻璃棒搅拌,混匀即可。如配制 1 : 5 000 高锰酸钾溶液时,取高锰酸钾结晶 1g 加蒸馏水 5 000ml 搅拌均匀即可	10	
		(4)液体性药物的配制:量取药物原液倒入烧杯或液体容器内,用量杯准确量取蒸馏水,将蒸馏水注入盛有药物原液的烧杯或液体容器内。如配制 0.5% 醋酸溶液时,量取 150ml 加蒸馏水 1 000ml 即可	10	
		(5)选用阴道灌洗液:滴虫阴道炎、萎缩性阴道炎病人常选用酸性阴道灌洗液,如 1% 乳酸或 0.5% 醋酸溶液;外阴阴道假丝酵母菌病病人常选用碱性阴道灌洗液,如 2%~4% 碳酸氢钠溶液。灌洗液温度以 41~43℃为宜	10	
操作后处理	10分	(1)协助病人穿好衣服,整理床单位,交代注意事项	4	
		(2)清洗整理配制药液的器具	4	
		(3)洗手,记录	2	

续表

项目		技术要求	分值	得分
提问	10分	（1）家庭如何配制 1∶5 000 高锰酸钾溶液	5	
		（2）滴虫阴道炎常用的阴道灌洗液有哪些	5	
总分			100	
整体评价 （A、B、C、D 为评价系数）		A. 沟通流畅、操作规范、病人舒适 B. 沟通稍欠流畅或操作欠规范、病人欠舒适 C. 沟通不流畅或操作欠规范、病人欠舒适 D. 未与病人沟通、操作欠规范、病人不舒适	A. 1.0~0.8 B. 0.8~0.6 C. 0.6~0.4 D. 0.4 以下	

（三）注意事项

1. 注意配制药液的温度。
2. 不同类型阴道炎选择不同阴道灌洗液及其适宜的浓度。

【实训报告】

1. 记录妇科常用阴道灌洗液配制的操作流程。
2. 写出配制阴道灌洗液时的注意事项。
3. 列表写出各种阴道炎症应选择的阴道灌洗液及其适宜的浓度。

【实训小结】

1. 学生通过亲自配制阴道灌洗液，进一步认识到女性生殖炎症病人治疗时护理配合的重要性。
2. 学生能熟练配制各种阴道灌洗液，并能正确指导病人。

（程瑞峰）

实训四 女性生殖系统炎症病人的护理

【实训目的】

1. 学会对生殖系统炎症病人进行护理评估,并提出护理诊断、制订护理计划。
2. 能协助和配合医生进行疾病的诊断和治疗,包括用物准备、指导病人准备、用药观察。
3. 实训中关心、爱护、尊重病人,体现出人文关怀的素质。

【实训内容】

观看教学视频,分组进行病例分析,或到医院妇科病房见习生殖系统炎症病人的护理。

【实训方法】

1. 观看多媒体教学资料。
2. 病案分析 选择合适的临床病例,学生角色扮演,分组讨论,教师巡回指导。
3. 临床见习 有条件见习者,安排学生分期分批到医院妇科病房见习生殖系统炎症病人的护理。

【相关知识点】

前庭大腺炎是指病原体侵入前庭大腺而引起的炎症,前庭大腺感染时常先累及腺管,腺管口因炎症充血、水肿而阻塞,脓液积存形成前庭大腺脓肿。急性炎症消退后,腺管口粘连堵塞,分泌物不能排出,脓液逐渐转清,则形成前庭大腺囊肿。脓肿形成或囊肿较大时可切开引流和行造口术。

滴虫阴道炎由阴道毛滴虫引起,主要通过性生活直接传播,阴道分泌物呈灰黄色、稀薄泡沫状。处理原则是切断传播途径,用 1% 乳酸或 0.1%~0.5% 醋酸阴道冲洗或坐浴,使用甲硝唑全身和局部治疗。

盆腔炎性疾病后遗症常为急性盆腔炎未能彻底治疗,或病人体质较差病程迁延所致,亦可无急性炎症病史,主要表现为下腹部坠胀、疼痛及腰骶部酸痛,常在劳累、月经前后、性交后症状加重。多采用综合性治疗方案控制炎症。

【实训准备】

1. 环境准备 多媒体教室、示教室或实习医院妇科病房。
2. 学生准备 穿戴工作衣、帽,着装整洁,戴口罩、剪指甲、洗手,携带记录本、笔和实训报告本。

3. 案例资源 多媒体课件或教学片,真实完整的临床病例;临床见习者可直接采集临床病例资料。参考临床病案如下:

病例1:

林女士,25岁,已婚,以发现外阴包块两周就诊。病人自述两周前发现右侧外阴包块,直径约2cm,质硬,轻触痛,未在意,未行诊治。近7d感包块逐渐增大,疼痛明显,伴发热,故来我院就诊。

妇科检查:右侧外阴触及一4cm×3cm×3cm囊实性包块,边界尚清,触痛,小阴唇内侧面充血。

请问:

(1)该病人最可能的医疗诊断是什么? 最恰当的治疗措施是什么?

(2)该病人现存的主要护理诊断是什么? 请为病人制订护理计划。

病例2:

王女士,32岁,已婚,自述白带增多、外阴瘙痒伴灼热感1周。

妇科检查:阴道黏膜充血(++),有散在红色斑点,白带呈泡沫状,灰黄色,质稀薄,有腥臭味。

请问:

(1)该病人最可能的医疗诊断是什么?

(2)该病人现存的主要护理诊断是什么?

(3)该病人在治疗过程中护士应做哪些方面的健康指导?

病例3:

谢女士,41岁,自述近4个月感下腹部隐痛不适,呈间断性,月经期和劳累后加重,伴腰骶部不适,白带黄,量多,有异味。病程中病人否认剧烈下腹痛,否认转移性右下腹痛,否认咳嗽、咳痰、胸痛,否认阴道排液,进食、睡眠可,大小便正常。

月经史:15岁初潮,月经期3~5d,月经周期30~32d,量中,色暗红,规律。

孕产史:人工流产1次,正常足月分娩1次,无早产、死胎、死产史。

妇科检查:

外阴:阴毛分布呈倒三角,已婚已产型。

阴道:通畅,阴道黏膜、皱襞无充血,阴道后穹窿有大量淡黄色分泌物,后穹窿深触痛(-)。

宫颈:充血、水肿、黏膜外翻,有黏液脓性分泌物附着。

宫体:子宫前位,正常大小,质中软,活动可,无压痛。

附件:双侧附件区增厚,未触及异常包块。

阴道分泌物检查:白细胞15~20个/HP,清洁度Ⅲ度,真菌(-),滴虫(-)。

请问:

(1)该病人现存的主要护理诊断是什么? 请为病人制订出详细的护理计划。

(2)护士应对该病人做哪些方面的健康指导?

【实训步骤】

1. 多媒体演示 在理论课授课完成后或授课过程中,组织学生观看生殖系统炎症教学视频。观看前提出学习要求,观看时进行讲解补充,观看后及时反馈总结。让学生完成相关疾病的护理报告。

　　2. 病案分析　　在示教室,教师给学生提供已准备好的临床病案资料,进行分组讨论,要求学生按照护理程序进行护理评估、提出主要护理诊断、制订护理计划。每组选定代表发言,教师给予点评。

　　3. 临床见习　　有条件者,安排学生分期分批到医院妇科病房见习。利用真实、完整的临床病例,在实习教师的指导下,对女性生殖系统炎症病人进行护理评估,制订护理计划,在见习过程中能对病人进行相关健康指导。

【实训报告】

　　1. 写出以上疾病最可能的医疗诊断。
　　2. 针对以上病例,找到主要的护理诊断,并制订护理计划。
　　3. 根据病例中涉及的健康问题,列出应对病人进行的健康指导要点。

【实训小结】

　　1. 学生通过观看教学视频、病案讨论、临床见习等,熟练掌握女性生殖系统炎症病人的护理评估内容、护理诊断和护理措施。
　　2. 学生能配合医生进行各项诊疗。

（程瑞峰）

实训五　妇科手术的配合及护理

【实训目的】

1. 能对妇科手术病人实施整体护理,并列出主要的护理诊断。
2. 学会为妇科手术病人制订护理措施并完成实施。
3. 应用评判性思维培养学生的临床思维及自主学习的能力。

【实训内容】

1. 病案分析或医院妇科病房见习妇科手术病人的护理。
2. 病案分析或医院妇科病房见习妇科肿瘤病人的护理。
3. 病案分析或医院妇科病房见习妇科手术前准备及术后病情观察。

【实训方法】

1. 观看多媒体教学资料。
2. 病案讨论　学生角色扮演,分组讨论,教师巡回指导。
3. 临床见习　有条件见习者,到医院妇科病房选择合适的病例,临床教师带教讨论。

【相关知识点】

1. 妇科手术病人护理三要素　术前准备、术中配合、术后护理。
2. 术前准备　包括皮肤准备及肠道准备。
3. 术中配合　由手术室护士完成。
4. 术后护理　①体位;②病情监测;③留置管的护理;④饮食与腹胀的护理;⑤活动与休息;⑥疼痛护理;⑦预防感染;⑧心理护理;⑨健康指导。

【实训准备】

1. 环境准备　多媒体教室、示教室或实习医院妇科病房。
2. 学生准备　穿戴工作衣、帽,着装整洁,戴口罩、剪指甲、洗手,携带记录本、笔和实训报告本。
3. 病案资料　教学片或多媒体课件,真实、完整的临床病例。临床见习可直接采集病例资料。在示教室,课前选定 2 份病例资料(包括全宫切除术、外阴癌术后),将学生分为若干小组,每组分发 1 份病例资料。参考病案如下:

病例 1:

黄女士,43 岁,因宫颈癌确诊住院治疗,医生建议的治疗方案为 2d 后行广泛性子宫切除和盆腔淋巴结清扫术,病人得知即将手术,表现为哭泣、焦虑不安。

请问:

(1)针对该病人的心理压力,护士首选的护理措施是什么?

(2)对于该病人术前 1d 的准备内容有哪些?

(3)该病人做完手术后,应告知病人术后保留尿管多少天?

病例 2:

李女士,64 岁,外阴癌根治术后一天,神志清醒,主诉伤口疼。

请问:

(1)应观察伤口的哪些情况?

(2)应采取哪些措施减轻伤口疼痛?

(3)如何控制术后首次排便的时间?

【实训步骤】

1. 多媒体演示　在理论课讲授完后(或讲授过程中),组织学生观看相关教学录像或多媒体课件。观看前提出具体要求,观看时及时讲解和补充内容,观看后及时反馈总结,让学生完成相关疾病的护理报告。

2. 病案讨论

(1)熟悉讨论案例,分组讨论案例中提出的问题。

(2)小组代表发言。

(3)教师精讲点拨及总结。

3. 临床见习　授课期间定时组织学生分期分批到医院妇科病房见习。利用真实、完整的临床病例,在教师的指导下,配合医生完成术前准备及术后护理,达到实训操作要求。通过亲自采集病史、观察病情,应用评判性思维对不同病人的评估资料进行整理分析,提出护理诊断,拟定护理措施。

【实训报告】

1. 列出病人主要的护理诊断。

2. 制订相应的护理措施。

【实训小结】

1. 学生通过观看多媒体资料、教师示教、模拟操作训练、临床见习等,能发现病例中的关键护理问题。

2. 学生对待病人热情大方、认真负责,熟练掌握妇科手术病人的护理方法、操作步骤及注意事项,并能正确完成各项手术护理记录。

(汤　云)

实训六　子宫颈肿瘤病人的护理

【实训目的】

1. 学会对子宫颈癌病人进行护理评估,并由此提出护理诊断。
2. 掌握护理配合的主要内容,包括用物准备、病人准备、观察和记录;能够协助医生完成各种诊断性检查。
3. 能够根据子宫颈癌病人情况拟定护理措施,并能对病人进行正确的护理。
4. 实践中做到对病人关心、体贴。

【实训内容】

病例分析或医院妇科病房见习子宫颈癌病人。

【实训准备】

1. 环境准备　多媒体教室、示教室或实习医院妇科病房。
2. 学生准备　着装整洁、戴口罩、修剪指甲、洗手、携带记录本、笔和实验报告。
3. 案例资源　多媒体课件或教学片,实训用模型,真实完整的临床病例。临床见习者可直接采集病例资料。

【实训方法】

1. 多媒体演示　在理论课授课完成后或授课过程中,组织学生观看子宫颈癌教学录像片、多媒体课件。观看前提出具体要求,观看时进行讲解并补充,观看后及时反馈总结,让学生完成子宫颈癌病人的护理报告。
2. 案例分析　在示教室,教师给学生提供已准备好的案例分析资料,分组讨论。要求学生按照护理程序进行护理评估、列出护理诊断、制订护理计划。每组选定代表发言,教师给予指导。参考病例如下:

病例1:

张××,女,35岁,已婚。妇科体检发现子宫颈糜烂样改变占宫颈面积的1/2,在医生的建议下进行阴道镜检查,病理检查结果为 CIN I 。

病人既往身体健康,没有慢性病,否认肝炎、结核病史。否认外伤、输血史。没有药物过敏史。病人平时月经规律。结婚七年,婚后育有一女孩。丈夫及小孩体健,家庭和睦。否认多个性伴侣及丈夫有多个性伴侣。否认家族遗传病史。

体温:36.8℃　脉搏:78 次 /min　呼吸:20 次 /min　血压:108/70mmHg

妇科检查:

外阴阴道:发育正常,已婚型。

宫颈:宫颈糜烂样改变占宫颈面积的 1/2。

子宫:前位,正常大小,质中,活动好。

双附件:正常,未触及包块,双侧宫旁软,没有扪及结节、增厚或缩短。

三合诊:同上。

请问:

(1)作为护士如何给病人做健康教育?

(2)请根据张女士的病情,制订详细的护理计划。

病例 2:

李 ××,女,38 岁,自述近半年有血性白带,性生活后出血。妇科检查:宫颈有菜花样赘生物,并有接触性出血。宫颈活组织检查提示宫颈中分化鳞癌。

病人既往身体健康,没有慢性病,否认肝炎、结核病史。否认外伤、输血史。没有药物过敏史。病人平时月经规律。没有痛经,经量不多。结婚十二年,十年前生育一正常女婴。丈夫及小孩体健,家庭和睦。否认多个性伴侣及丈夫有多个性伴侣。否认家族遗传病史。

体温:36.5℃　脉搏:84 次 /min　呼吸:20 次 /min　血压:110/60mmHg

妇科检查:

外阴阴道:发育正常,已婚型。

宫颈:外口可见一个菜花样赘生物,表面有溃疡,触血阳性。

子宫:前位,正常大小,质中,活动好。

双附件:正常,未触及包块,双侧宫旁软,没有扪及结节、增厚或缩短。

三合诊:同上。

请问:

(1)作为护士如何给病人做健康教育?

(2)如何配合医生治疗该病人?

(3)请拟定出详细的护理计划和实施方案。

3. 临床见习　定时组织学生分期分批到临床医院的妇科肿瘤病房见习,以增加感性认识。利用真实、完整的临床病例,在实习教师的指导下,了解子宫颈癌病人的护理方法、护理操作和注意事项,在见习过程中能对病人进行有关方面的健康指导。

【实训小结】

通过观看多媒体资料、教师示教、模拟操作训练、临床参观实习等,使学生熟练掌握宫颈癌病人的护理方法、护理操作和注意事项,能够配合医生完成各种辅助检查。

(刘　莉)

实训七　子宫肿瘤病人的护理

【实训目的】

1. 能正确评估子宫肿瘤病人,提出护理诊断,制订护理措施。
2. 能熟练配合医生完成相关检查。
3. 能给病人提供术前、术后及出院的健康指导。

【实训内容】

1. 病案分析或医院妇科病房见习子宫肌瘤病人的护理。
2. 医院妇科病房见习子宫内膜癌病人的护理。
3. 医院妇科病房见习子宫肉瘤病人的护理。

【实训方法】

1. 观看多媒体教学资料。
2. 病案讨论学生角色扮演,分组讨论,教师巡回指导。
3. 临床见习　有条件见习者,到医院妇科病房选择合适的病例,临床教师带教讨论。

【相关知识点】

1. 疾病诊断三要素包括病史、临床表现及辅助检查。
2. 子宫肌瘤是妇科常见的良性肿瘤,与体内雌孕激素水平有关,多发生于育龄期女性。子宫肌瘤分为黏膜下肌瘤、肌壁间肌瘤和浆膜下肌瘤。临床表现主要是月经量的改变和腹部包块。借助 B 超检查可确诊。治疗方法包括手术治疗和保守治疗。
3. 子宫内膜癌是妇科三大恶性肿瘤之一,多见于围绝经期和绝经后女性。高血压、肥胖、不育及绝经延迟是子宫内膜癌的高危因素,90% 的病人有阴道流血和阴道排液。分段诊刮是最有价值的辅助检查。治疗以手术为主。
4. 子宫肉瘤少见,早期临床表现不明显,诊断以术后组织病理学结果为准,预后多数不良。

【实训准备】

1. 环境准备　多媒体教室、示教室或实习医院妇科病房。
2. 学生准备　穿戴工作衣、帽,着装整洁,戴口罩、剪指甲、洗手,携带记录本、笔和实训报告本。

3. 病案资料　教学片或多媒体课件,真实、完整的临床病例。临床见习可直接采集病例资料。在示教室,课前选定 1 份子宫肌瘤病例,将学生分为相应若干小组,每组分发 1 份病案。参考案例如下:

病例 1:

李女士,35 岁,G_2P_1。因月经量增多,经期延长半年就诊于门诊,病人自述 6 个月前,无诱因出现经量增多,经期延长,伴有便秘、腰酸,无腹痛及尿频尿急等不适。病人放置 T 型宫内节育器 5 年,平素身体健康,家族无遗传病史。

妇科检查:外阴已婚已产型,阴道通畅,阴道壁见少量暗红色血迹。宫颈光滑,外口处见暗红色血迹;子宫前位,如孕 8 周大小,后壁可及结节,凸起,活动性尚可,无压痛;双侧附件未及异常。妇科 B 超示子宫 4.0cm×6.4cm×6.5cm,前位子宫,肌壁粗点状回声,分布不均,后壁可见 6.4cm×8.3cm 低回声肿物,边界清。5 月 20 日我院门诊行诊断性刮宫病理示:子宫内膜呈分泌期改变。

请问:

(1)病人的初步医疗诊断是什么? 诊断依据是什么?

(2)病人首选治疗方法?

(3)检查中应如何与病人沟通?

病例 2:

张女士,25 岁,G_1P_0。1 年来月经量增多,有血块,近 3 个月每次行经时伴头晕、乏力、心悸。病人 1 年前自然流产 1 次,之后一直未孕。平素身体尚健康,家族无遗传病史。

入院时情况:一般情况好,发育正常,营养欠佳,神志清楚,查体合作。查体:T 36℃、P 78 次 /min、R 20 次 /min、BP 110/70mmHg,面色略苍白,皮肤黏膜无黄染及瘀斑,心肺无异常,腹软,无压痛,四肢活动度好。妇科检查:外阴正常,阴道通畅,分泌物量中,白色。宫颈光滑,子宫前位,前壁可触及多个结节,凸起,活动性尚可,无压痛;双侧附件未触及异常。实验室检查:RBC $3.5×10^{12}$/L, HB 9.3g/L, WBC $4.5×10^9$/L。B 超提示:子宫肌瘤。

临床诊断:子宫肌瘤、轻度贫血

拟于入院后第 3d 在腰麻下行腹式子宫肌瘤挖除术。

请问:

(1)该病人现存的主要护理问题有哪些?

(2)对该病人最恰当的处理措施是什么? 请为病人制订护理计划。

(3)若病人术后痊愈出院,护士如何进行出院指导?

病例 3:

肖女士,59 岁,G_1P_1。因绝经 5 年,出现阴道出血淋漓不净 2 个月余入院。病人自诉已绝经 3 年,2 个月前无明显诱因出现阴道少量出血,暗红色,淋漓不净至今,无腹痛、下腹坠胀感、发热、尿频、尿急、便秘、腹泻、头晕、心悸、乏力等不适。病人近 3 个月来饮食睡眠好,大小便大致正常,体重无明显增减,既往糖尿病病史 3 年。

入院时情况:T 36.6 ℃, P 70 次 /min, R 20 次 /min, BP 120/70mmHg。B 超检查提示子宫内膜增厚,约 1.5cm,右附件区可见 5.6cm×4.3cm 囊性包块,子宫后方探及暗液范围约 3.4cm×1.7cm;右卵巢囊性改变。

请问:

(1)病人的初步医疗诊断是什么? 诊断依据是什么?

（2）若想确诊病人需要做哪些检查？

（3）在检查中应如何和病人沟通？

病例 4：

赵女士，60 岁，因绝经 7 年，不规则阴道流血 1 个月入院。病人自诉已绝经 7 年，1 个月前无明显诱因出现阴道少量出血，暗红色，淋漓不净至今。精神萎靡不振，饮食睡眠尚可，二便正常，体重较前略减轻。既往有不孕、高血压病史。

入院时情况：T 36.1℃，P 80 次 /min，R 18 次 /min，BP 140/90mmHg，心肺听诊无明显异常，腹平软，肝脾肋下未触及，全腹未触及异常包块，移动性浊音阴性，肠鸣音正常。妇科检查：子宫增大，活动欠佳，压痛明显，在宫旁扪及不规则结节状物。B 超检查提示子宫内膜增厚，约 1.6cm，双附件无异常，子宫后方探及暗液范围约 2.8cm × 3.5cm。盆腔 CT 检查提示：盆腔淋巴结转移。诊断性刮宫病理提示：子宫内膜样腺癌（高分化）。完善相关实验室检查无异常。

入院诊断：子宫内膜癌Ⅲ期

病人要求手术治疗，医生拟在入院第 3d 行腹式广泛全子宫 + 双侧附件 + 盆腔淋巴结清扫术，并在术后给予 PAC 方案化疗。

请问：

（1）目前该病人存在的护理问题有哪些？

（2）对该病人最恰当的处理措施是什么？ 请为病人制订护理计划。

（3）若病人术后进行了化疗，护士应如何对其护理？

【实训步骤】

1. 多媒体演示　在理论课讲授完后（或讲授过程中），组织学生观看相关教学录像或多媒体课件。观看前提出具体要求，观看时及时讲解和补充内容，观看后及时反馈总结，让学生完成相关疾病的护理报告。

2. 病案讨论

（1）熟悉讨论案例，分组讨论案例中提出的问题。

（2）小组代表发言。

（3）教师点评总结。

3. 临床见习　授课期间定时组织学生分期分批到医院妇科病房见习。利用真实、完整的临床病例，在教师的指导下，了解病人的护理方法、护理操作步骤及注意事项，配合医生完成各种诊疗操作，达到实训操作要求。在教师的指导下，亲自采集病史、观察病情；对不同病人的评估资料进行整理分析，提出护理诊断，拟定护理措施。

【实训报告】

1. 列出讨论病案中疾病最可能的医疗诊断。

2. 列出主要的护理诊断。

3. 制订相应的护理措施。

【实训小结】

1. 学生通过观看多媒体资料、教师示教、模拟操作训练、临床见习等，能发现病案中的关键护理问题。

2. 学生对待病人热情大方、认真负责。

3. 学生熟练掌握病人的护理方法、操作步骤及注意事项。

4. 学生能配合医生完成各种诊疗操作,并能正确完成各项护理记录。

【注意事项】

1. 教师必须提前准备与临床实际相符合的临床案例。

2. 学生不但要掌握本节课内容,还要事先复习妇科护理病史采集和妇科手术配合及护理相关内容。

3. 学生应结合病例认真、仔细推敲与分析。

4. 教师应注意实时评价和正确引导,以突出学生在本节课中的主体地位,达到教学目的。

（刘立新）

实训八　卵巢肿瘤与输卵管肿瘤病人的护理

【实训目的】

1. 学会对卵巢肿瘤病人进行护理评估,并由此提出护理诊断。
2. 掌握护理配合的主要内容,包括用物准备、病人准备、观察和记录;能够协助医生完成各种诊断性检查。
3. 能够根据卵巢肿瘤病人的情况拟定护理措施,并能对病人进行正确的护理。
4. 实践中做到对病人关心、体贴。

【实训内容】

病例分析或医院妇科病房见习卵巢肿瘤病人。

【实训准备】

1. 环境准备　多媒体教室、示教室或实习医院妇科病房。
2. 学生准备　着装整洁、戴口罩、修剪指甲、洗手、携带记录本、笔和实验报告。
3. 案例资源　多媒体课件或教学片,实训用模型,真实完整的临床病例。临床见习者可直接采集病例资料。

【实训方法】

1. 多媒体演示　在理论课授课完成后或授课过程中,组织学生观看卵巢肿瘤教学录像片、多媒体课件。观看前提出具体要求,观看时进行讲解并补充,观看后及时反馈总结,让学生完成卵巢肿瘤病人的护理报告。
2. 案例分析　在示教室,教师给学生提供已准备好的案例分析资料,分组讨论。要求学生按照护理程序进行护理评估、列出护理诊断、制订护理计划。每组选定代表发言,教师给予指导。参考病例如下:

病例 1:

王××,女,56 岁,自觉腹胀 3 个月,食欲减少 2 个月。绝经 5 年,无阴道流血或排液,G_2P_1。既往健康,否认妇科病史。否认心、肝、肾、结核及消化系统疾病史。无药物过敏史。

查体:面容消瘦,腹部膨隆,移动性浊音(+)。

体温:37.5℃　脉搏:82 次 /min　呼吸:26 次 /min　血压:115/65mmHg

妇科检查：

外阴阴道：发育正常，已婚型。

宫颈及子宫：萎缩。

双合诊检查：右侧附件区扪及直径 5cm 大小的包块，囊实性，形状不规则，与周围组织粘连，无压痛。左侧附件区包块略小，性质同右侧。

三合诊检查：宫骶韧带有散在结节状物，无触痛。

请问：

（1）该病人最有可能的诊断是？

（2）作为护士应该如何向病人解释疾病？

（3）医生已经制订了手术方案，拟定出详细的护理计划和实施方案。

病例 2：

李 ××，女，36 岁，两年前妇科体检发现右侧卵巢囊肿，大小：2cm×3cm×1cm，未进行复查。今晨排便时突感右侧下腹剧烈疼痛，伴恶心、呕吐。急诊入院。

既往健康，否认心、肝、肾、结核及消化系统疾病史。无药物过敏史。

体温：36.5℃　脉搏：90 次 /min　呼吸：26 次 /min　血压：80/55mmHg

盆腔检查：右侧附件区扪及直径 5cm 大小的包块，张力高、压痛明显。

请问：

（1）该病人最有可能的诊断是？

（2）李女士需要立即手术，请拟定出详细的护理计划和实施方案。

3. 临床见习　定时组织学生分期分批到临床医院的妇科肿瘤病房见习，以增加感性认识。利用真实、完整的临床病例，实习教师的指导下，了解卵巢肿瘤病人的护理方法、护理操作和注意事项，在见习过程中能对病人进行有关方面的健康指导。

【实训小结】

通过观看多媒体资料、教师示教，模拟操作训练、临床参观实习等，使学生熟练掌握卵巢肿瘤病人的护理方法、护理操作和注意事项，能够配合医生完成各种辅助检查。

（刘　莉）

实训九 妊娠滋养细胞疾病病人的护理

【实训目的】

1. 能对葡萄胎、侵蚀性葡萄胎、绒毛膜癌病人进行护理评估,并实施护理。
2. 能说出葡萄胎清宫术的术前准备、术中观察及配合要点。
3. 能说出滋养细胞肿瘤化疗病人常见的毒副反应及护理措施。
4. 学生态度端正,关心、体贴、爱护病人。

【实训内容】

1. 病案分析或医院妇科病房见习葡萄胎病人的护理。
2. 病案分析或医院妇科病房见习侵蚀性葡萄胎或绒毛膜癌病人的护理。

【实训方法】

1. 观看多媒体教学资料。
2. 病案讨论　学生角色扮演,分组讨论,教师巡回指导。
3. 临床见习　有条件见习者,到医院妇科病房选择合适的病例,临床教师带教讨论。

【相关知识点】

1. 葡萄胎是发生于胎盘绒毛滋养细胞的良性肿瘤,典型的临床症状有停经后阴道流血、子宫异常增大、变软,妊娠呕吐、妊娠期高血压疾病征象、卵巢黄素化囊肿、腹痛及甲状腺功能亢进症状等。常用的辅助检查有血、尿 HCG 测定及 B 超检查。葡萄胎一经确诊应及时清宫,刮出物送组织学检查。

2. 侵蚀性葡萄胎和绒毛膜癌是发生于胎盘滋养细胞的恶性肿瘤。两者临床表现相似,主要表现为不规则阴道流血及转移灶表现。两者的区别是侵蚀性葡萄胎多数发生在葡萄胎清除后 6 个月内,恶性程度低,转移机会少,病理检查可见完整的绒毛结构。绒癌可继发于葡萄胎后,也可发生在足月产、流产、异位妊娠后,多在葡萄胎清除 1 年后发生,恶性程度高,转移早,病理检查见不到绒毛结构。侵蚀性葡萄胎和绒癌的治疗以化疗为主。

3. 滋养细胞疾病是所有肿瘤中对化疗最为敏感的一种,滋养细胞肿瘤是迄今预后最好的恶性肿瘤。目前临床使用的抗肿瘤化学治疗药物在杀伤肿瘤细胞的同时也杀伤正常组织的细胞,导致严重的毒副反应。常见的毒副反应有白细胞和血小板减少、恶心呕吐、食欲减退、皮肤和黏膜反应、肝功能损害、肺毒性反应、肾功能障碍、局部组织坏死、栓塞性静脉炎等。

【实训准备】

1. 环境准备　多媒体教室、示教室或实习医院妇科病房。
2. 学生准备　穿戴工作衣、帽,着装整洁,戴口罩、剪指甲、洗手,携带记录本、笔和实训报告本。
3. 病案资料　教学片或多媒体课件,真实、完整的临床病例。临床见习可直接采集病例资料。在示教室,课前选定 2 份病案(包括葡萄胎、侵蚀性葡萄胎或绒毛膜癌病例),将学生分为相应若干小组,每组分发 1 份病案。参考病案如下:

病例 1:

王女士,28 岁,停经 3 个月,因阴道流血就诊。

查体:T 36.4℃,P 78 次/min,BP 120/70mmHg。

妇科检查:阴道通畅,有少量血液,呈咖啡色,子宫大小如孕 4 个月。血 HCG 测定为 1 600U/L。

B 超:子宫腔未见囊胚,充满弥漫光点。

医生诊断为葡萄胎,建议行清宫术。但病人怀疑医生诊断,认为除有阴道流血外,其妊娠后一切症状和特征与其他妊娠妇女没有区别,不愿意行清宫手术。

请问:

(1)根据所获得病史资料,还需进一步询问病人哪些情况?

(2)列出目前病人主要的护理诊断? 应采取哪些护理措施?

(3)病人入院后,经完善各项术前检查,排除手术禁忌后,立即行清宫术,作为责任护士如何做好清宫术前准备工作及术中护理配合?

病例 2:

张女士,32 岁,已婚,孕 3 产 1。因"流产 1 年余,阴道不规则流血、痰中带血 2 个月"来诊。自述 1 年前因停经 5 个月后自然流产,流出物似"烂肉一堆",未见胎儿成分,当时未清宫,以后月经正常。2 个月前开始阴道不规则流血,时多时少,同时有咳嗽、痰中带血。

查体:神志清,脉搏 90 次/min,呼吸 16 次/min,血压 129/90mmHg。心肺(-),肝脾未扪清。

妇科检查:子宫底在耻骨联合上 4 指,外阴水肿,阴道前后壁有 4 个紫红色结节,小者直径为 0.5cm,最大者直径 5cm,脱出阴道之外。子宫孕 2 个月大,前位,活动,双附件(-)。

实验室检查:胸部 X 线摄片见双肺有结节状影。

请问:

(1)该病人的疾病诊断可能是什么?

(2)为明确诊断,还应进行哪些检查?

(3)列出目前病人主要的护理诊断? 应采取哪些护理措施?

(4)该病人化疗期间如何护理?

【实训步骤】

1. 多媒体演示　在理论课讲授完后(或讲授过程中),组织学生观看相关教学录像或多媒体课件。观看前提出具体要求,观看时及时讲解和补充内容,观看后及时反馈总结,让学生完成相关疾病的护理报告。

2. 病案讨论

（1）熟悉讨论案例,分组讨论案例中提出的问题。

（2）小组代表发言。

（3）教师点评总结。

3. 临床见习 授课期间定时组织学生分期分批到医院妇科病房见习。利用真实、完整的临床病例,在教师的指导下,了解病人的护理方法、护理操作步骤及注意事项,配合医生完成各种诊疗操作,达到实训操作要求。在教师的指导下,亲自采集病史、观察病情;对不同病人的评估资料进行整理分析,提出护理诊断,拟定护理措施。

【实训报告】

1. 列出讨论病案中疾病最可能的医疗诊断。

2. 列出主要的护理诊断。

3. 制订相应的护理措施。

【实训小结】

1. 学生通过观看多媒体资料、教师示教、模拟操作训练、临床见习等,能发现病案中的关键护理问题。

2. 学生对待病人热情大方、认真负责。

3. 学生熟练掌握病人的护理方法、操作步骤及注意事项。

4. 学生能配合医生完成各种诊疗操作,并能正确完成各项护理记录。

（李 琴）

实训十 女性生殖内分泌疾病病人的护理

【实训目的】

1. 熟悉妇科常见内分泌疾病的临床表现及治疗要点。
2. 能够为妇科内分泌疾病病人列出主要护理诊断。
3. 学会为妇科内分泌疾病病人制订护理措施。
4. 培养学生正确的临床思维能力和自主学习的能力。

【实训内容】

病案分析或医院妇科病房见习排卵障碍性异常子宫出血病人的护理。

【实训方法】

1. 观看多媒体教学资料。
2. 病案讨论　学生角色扮演,分组讨论,教师巡回指导。
3. 临床见习　有条件见习者,到医院妇科病房选择合适的病例,临床教师带教讨论。

【相关知识点】

1. 疾病诊断三要素　病史、临床表现及辅助检查。
2. 排卵障碍性异常子宫出血分为稀发排卵、无排卵及黄体功能不足,而子宫内膜不规则脱落目前国内多认为其与黄体功能异常有关。无排卵性功能失调性子宫出血好发于青春期和绝经过渡期妇女,最常见的症状为子宫不规则出血,出血期病人一般无下腹痛或其他不适。出血多或持续时间长者可继发贫血,大量出血易导致休克。基础体温呈单相型。B超检查生殖器官无异常。
3. 闭经分为原发性闭经和继发性闭经。继发性闭经常见,根据发病部位分为下丘脑性闭经、垂体性闭经、卵巢性闭经、子宫性闭经和其他内分泌功能异常导致的闭经。雌、孕激素序贯试验后仍未见月经来潮可确诊为子宫性闭经。基础体温测定、血清激素测定等可了解卵巢功能。
4. 绝经综合征常见症状是月经紊乱和卵巢功能减退及雌激素不足引发的全身症状,如精神神经症状、血管舒缩症状、心血管症状、泌尿生殖道症状、骨质疏松等。可采用心理和药物综合治疗。注意对病人进行心理护理和健康指导。

【实训准备】

1. 环境准备　多媒体教室、示教室或实习医院妇科病房。

2. 学生准备 穿戴工作衣、帽,着装整洁,戴口罩、剪指甲、洗手,携带记录本、笔和实训报告本。

3. 病案资料 教学片或多媒体课件,真实、完整的临床病例。临床见习可直接采集病例资料。在示教室,课前选定 3 份病案(包括功能失调性子宫出血、闭经、绝经综合征病例),参考病案如下:

病例 1:

小冯,女,17 岁,未婚,高一学生。主诉因月经紊乱 1 年来院就诊。病人 14 岁初潮,2 年前开始出现月经不规则,月经周期 15~80d,月经量多少不一,量多时一天湿透 10 余片普通卫生巾,稍感头晕。不伴有腹痛,经期最长时可达 16d。本次月经至今 18d 未净,量中等。期间用过中西药治疗均未见明显疗效。

月经史:$13\dfrac{5\sim7}{28\sim30}$ 2018.4.23,量中等,无痛经。

妇科检查:外阴正常。肛 - 腹诊未触及结节,宫颈大小正常,子宫前位,正常大小,活动可,附件(−)。

B 超提示:子宫内膜增厚。

实验室检查:WBC 8.55×10^9/L、RBC 1.51×10^{12}/L、Hb 65g/L。

请问:

(1)该病人现存的主要护理诊断是什么?

(2)对该病人最恰当的处理是什么? 请为该病人制订护理计划。

病例 2:

张丽,35 岁,已婚,公务员。主诉因停经半年来院就诊。病人 12 岁月经初潮,既往月经规则,月经周期 30d 左右,经期为 5~7d。6 个月前曾行人工流产负压吸引术,术后至今未来月经,期间无腹痛等不适。

月经史及生育史:既往月经规律,$13\dfrac{5\sim7}{28\sim30}$ 2018.3.23,量中等,无痛经。24 岁结婚,1-0-1-1,顺产,采取安全期避孕法。

妇科检查:外阴正常,阴道通畅,宫颈轻度糜烂样改变。子宫正常大小,双侧附件正常。

实验室检查:尿妊娠试验(−),B 超检查未见明显异常。

初步诊断为继发性闭经。给予口服妊马雌酮和醋酸甲羟孕酮 2 个周期后仍未见月经来潮。

请问:

(1)该病人闭经最可能的原因是什么?

(2)护士应如何向病人解释疾病?

病例 3:

王女士,51 岁,已婚,个体经营者。主诉因月经紊乱 1 年伴有阵发性潮热来院就诊。病人 13 岁初潮,自 1 年前出现月经不规则,约 25~65d 一次,多少不一。不伴有腹痛,经期最长时可达 20d。末次月经至今 23d 未净,量中等。期间用过中西药治疗均未见效。

月经生育史:$13\dfrac{5\sim7}{28\sim30}$ 2018.3.20量中等,无痛经。22 岁结婚,2-0-1-2,顺产,采取宫内节育器避孕。

妇科检查:外阴正常。肛 - 腹诊阴道未触及肿瘤结节,宫颈大小正常,子宫前位,正常大小,活动可,附件(-)。

B 超提示:子宫内膜增厚。

实验室检查:WBC 7.45×10^9/L、RBC 1.82×10^{12}/L、Hb 55g/L。

请问:

(1)护士应如何向病人解释疾病及治疗原则?

(2)对该病人最恰当的处理是什么? 如何护理这样的病人?

【实训步骤】

1. 多媒体演示　在理论课讲授完后(或讲授过程中),组织学生观看相关教学录像或多媒体课件。观看前提出具体要求,观看时及时讲解和补充内容,观看后及时反馈总结,让学生完成实训报告。

2. 病案讨论

(1)熟悉讨论案例,分组讨论案例中提出的问题。

(2)小组代表发言。

(3)教师精讲点拨及总结。

3. 临床见习　授课期间定时组织学生分期分批到医院妇科病房见习。利用真实、完整的临床病例,在教师的指导下,了解病人的护理方法、护理操作步骤及注意事项,配合医生完成各种诊疗操作,达到实训操作要求。在教师的指导下,亲自采集病史、观察病情;对不同病人的评估资料进行整理分析,提出护理诊断,拟定护理措施。

【实训报告】

1. 列出讨论病案最可能的医疗诊断。

2. 列出主要的护理诊断。

3. 制订相应的护理措施。

【实训小结】

1. 学生通过观看多媒体资料、教师示教、模拟操作训练、临床见习等,能发现病案中的关键问题。

2. 学生对待病人热情大方、认真负责。

3. 学生熟练掌握病人的护理方法、操作步骤及注意事项。

4. 学生能配合医生完成各种诊疗操作,并能正确完成各项护理记录。

(左欣鹭)

实训十一 女性生殖器官损伤性疾病病人的护理

【实训目的】

1. 能够对子宫脱垂、压力性尿失禁病人进行较全面的护理评估,指导病人积极参与治疗和护理活动。
2. 能说出子宫脱垂的分度。
3. 能说出子宫脱垂、压力性尿失禁的相关检查和非手术治疗方法。
4. 能说出子宫脱垂、压力性尿失禁病人的护理措施。
5. 学生态度端正,关心、体贴、爱护病人。

【实训内容】

1. 病案分析或医院妇科病房见习子宫脱垂病人的护理。
2. 病案分析或医院妇科病房见习压力性尿失禁病人的护理。

【实训方法】

1. 观看多媒体教学资料。
2. 病案讨论　学生角色扮演,分组讨论,教师巡回指导。
3. 临床见习　有条件见习者,到医院妇科病房选择合适的病例,临床教师带教讨论。

【相关知识点】

1. 子宫脱垂指子宫从正常位置沿阴道下降,子宫颈外口达坐骨棘水平以下,甚至整个子宫脱出阴道口以外,常伴有阴道前后壁膨出。分娩损伤是子宫脱垂主要的病因。长期腹压增加、先天性盆底组织发育不良、围绝经期或绝经期后也可出现子宫脱垂。以病人平卧向下屏气状态下,子宫下降的最低点为分度标准,将子宫脱垂分为 3 度。Ⅰ度病人多无自觉症状,Ⅱ、Ⅲ度病人主要表现为下坠感及腰骶部酸痛,阴道肿物脱出,排尿及排便异常。应做好病人心理护理;指导病人加强营养,教会其做盆底肌肉、肛门肌肉的锻炼,以促进盆底功能恢复;教会病人正确使用子宫托的方法;做好术前准备、术后护理和出院指导。

2. 压力性尿失禁指腹压突然增高时导致尿液不自主流出。最典型的症状为腹压增加下的不自主溢尿。此外,还有尿急、尿频、急迫性尿失禁和排尿后膀胱区胀满感等症状。应做好病人的心理护理、皮肤护理,指导病人进行盆底肌锻炼等。对手术病人做好术前、术后护理。

【实训准备】

1. 环境准备　多媒体教室、示教室或实习医院妇科病房。

2. 学生准备　穿戴工作衣、帽,着装整洁,戴口罩、剪指甲、洗手,携带记录本、笔和实训报告本。

3. 病案资料　教学片或多媒体课件,真实、完整的临床病例。临床见习可直接采集病例资料。在示教室,课前选定 2 份病案(包括子宫脱垂、压力性尿失禁病例),将学生分为若干小组,每组分发 1 份病案。参考病案如下:

病例 1:

王女士,76 岁,已婚,孕 5 产 4,18 年前发现外阴肿物,劳累时加重,休息后好转,未予特殊处理。1 年前发现肿物完全脱出于阴道口外,行走困难,咳嗽或打喷嚏时尿液失控流出,伴腰骶部酸胀感。

妇科检查:外阴已婚已产型,子宫及阴道前后壁脱出阴道口外,宫颈轻度糜烂,上唇有一个约 1cm×0.6cm 大小的破溃面,下唇有一个 1cm×2cm 的破溃面,宫颈刮片、宫颈活检及 B 超检查均无明显异常。

请问:

(1)该病人可能的疾病诊断是什么?

(2)该病人患病的原因可能有哪些?

(3)如何为该病人实施护理?

病例 2:

廖女士,55 岁,孕 3 产 3,近 2 年常在咳嗽、大笑、打喷嚏或做一般家务劳动时发生漏尿。病人感到尴尬、自卑,甚至影响了其正常生活和社会交往。

请问:

(1)根据所获得的病史资料,还需进一步询问病人哪些情况?

(2)为明确诊断可做哪些相关检查?

(3)列出目前病人主要的护理诊断?

(4)如何为该病人实施护理?

【实训步骤】

1. 多媒体演示　在理论课讲授完后(或讲授过程中),组织学生观看相关教学录像或多媒体课件。观看前提出具体要求,观看时及时讲解和补充内容,观看后及时反馈总结,让学生完成相关疾病的护理报告。

2. 病案讨论

(1)熟悉讨论案例,分组讨论案例中提出的问题。

(2)小组代表发言。

(3)教师点评总结。

3. 临床见习　授课期间定时组织学生分期分批到医院妇科病房见习。利用真实、完整的临床病例,在教师的指导下,了解病人的护理方法、护理操作步骤及注意事项,配合医生完成各种诊疗操作,达到实训操作要求。在教师的指导下,亲自采集病史、观察病情;对不同病人的评估资料进行整理分析,提出护理诊断,拟定护理措施。

【实训报告】

1. 列出讨论病案中疾病最可能的医疗诊断。
2. 写出疾病的相关检查方法。
3. 列出主要的护理诊断。
4. 制订相应的护理措施。
5. 写出子宫托、盆底肌锻炼的具体实施方法。

【实训小结】

1. 学生通过观看多媒体资料、教师示教、模拟操作训练、临床见习等，能发现病案中的关键问题。

2. 学生对待病人热情大方、认真负责。

3. 学生熟练掌握病人的护理方法、操作步骤及注意事项，能配合医生完成各种诊疗操作，并能正确完成各项护理记录。

4. 学生通过实训能够理解医务人员严谨的工作态度和规范的临床操作（尤其是产科操作）是预防生殖系统损伤发生的关键因素，从而懂得如何有效避免损伤的发生。

（姚晓岚）

实训十二　子宫内膜异位症和子宫腺肌病病人的护理

【实训目的】

1. 熟悉子宫内膜异位症和子宫腺肌病的临床表现及治疗要点。
2. 能够为子宫内膜异位症和子宫腺肌病病人列出主要护理诊断。
3. 能够为子宫内膜异位症和子宫腺肌病病人制订护理措施。
4. 培养学生正确的临床思维能力和自主学习的能力。

【实训内容】

1. 病案分析或医院妇科病房见习子宫内膜异位症病人的护理。
2. 病案分析或医院妇科病房见习子宫腺肌病病人的护理。

【实训方法】

1. 观看多媒体教学资料。
2. 病案讨论　学生角色扮演,分组讨论,教师巡回指导。
3. 临床见习　有条件见习者,到医院妇科病房选择合适的病例,临床教师带教讨论。

【相关知识点】

1. 疾病诊断三要素　病史、临床表现及辅助检查。
2. 子宫内膜异位症(简称内异症)好发于生育年龄妇女,是目前常见妇科疾病之一。内异症最常见的种植部位为盆腔脏器和腹膜,其中以侵犯卵巢者最常见,其次是宫骶韧带、直肠子宫陷凹。继发性、进行性加重的痛经为子宫内膜异位症的典型症状。疼痛严重程度与病灶大小不一定成正比。妇科检查子宫后倾固定;子宫直肠陷凹、宫骶韧带触及痛性结节;卵巢子宫内膜异位囊肿发生时,在一侧或双侧附件可扪及与子宫相连的活动度差的囊性包块。腹腔镜检查是内异症诊断的最佳方法。根据病人年龄、症状、病变部位和范围及对生育要求等给予个体化治疗,包括期待疗法、药物治疗和手术治疗。卵巢子宫内膜异位囊肿直径>5~6cm 者,应该选择手术治疗。腹腔镜是目前手术治疗内异症的主要手段。预防子宫内膜异位症发生的主要措施包括防止经血逆流,避免医源性异位内膜种植,适龄婚育和药物避孕等。
3. 子宫腺肌病多发生于 30~50 岁的经产妇。子宫腺肌病可分为弥漫型和局限型两种,弥漫型常见。主要症状是经量过多、经期延长和进行性加重的痛经。妇科检查子宫呈均匀增大或局限性结节隆起,质硬且有压痛,经期更甚。在腹腔镜下对可疑子宫肌层病变进行活检,可进行确诊。治疗方法的选择依据病人症状、年龄和生育要求而定。目前无根治性的有效药物。对症状严重、无生育要求或药物治疗无效者,可以进行子宫切除。

【实训准备】

1. 环境准备 多媒体教室、示教室或实习医院妇科病房。
2. 学生准备 穿戴工作衣、帽,着装整洁,戴口罩、剪指甲、洗手,携带记录本、笔和实训报告本。
3. 病案资料 教学片或多媒体课件,真实、完整的临床病例。临床见习可直接采集病例资料。在示教室,课前选定 2 份病案(包括子宫内膜异位症和子宫腺肌病病例),将学生分为若干小组,每组分发 1 份病案。参考病案如下:

病例 1:

王女士,29 岁,因"经期腹痛逐渐加重 6 年,婚后 4 年未孕"入院。病人 6 年前出现经期腹痛,开始时尚能忍受,后来逐渐加重,现必须口服镇痛药来缓解疼痛,并且伴有下腹坠痛、性交痛及排便痛。月经周期、经量及经期无明显变化。病人 4 年前与丈夫结婚,性生活正常,婚后未避孕一直未妊娠,丈夫曾检查过精液常规,结果无异常。

妇科检查:外阴已婚未产型,阴道通畅,宫颈正常大小、光滑;宫体后位,正常大小,质中,活动度好,无压痛。于子宫后壁近峡部可触及触痛结节,直径约 3cm,囊性,活动度差。双侧附件未触及包块,增厚明显,有触痛。

月经生育史:平素月经规律,$13\dfrac{5\sim7}{28\sim30}$,$G_0P_0$。

B 超提示:子宫后壁近峡部探及 3.4cm×3.0cm×2.5cm 囊性包块,边界清晰,其内可见点状细小的絮状光点。

CA_{125} 测定 96U/ml。

请问:

(1)该病人可能的医疗诊断是什么,为明确诊断,下一步还要做哪项检查?

(2)对该病人最恰当的处理是什么?

(3)请列出该病人现存的主要护理诊断,并制订护理计划。

病例 2:

刘女士,38 岁,因"经量增多、经期延长伴痛经进行性加重 4 年,头晕、乏力 2 个月"入院。病人平素月经规律,4 年前无明显诱因开始出现月经量多,约为原来的 1.5 倍,经期由原来 5~6d 延长至 8d 左右,并伴有痛经逐渐加重,现在严重影响工作和生活,需口服镇痛药缓解,2 个月前开始出现头晕及乏力。发病以来饮食、睡眠尚可,大小便正常,无明显体重减轻。

月经生育史:平素月经规律,$13\dfrac{5\sim7}{28\sim30}$,$G_2P_1$。

妇科检查:外阴已婚已产型,阴道通畅,分泌物正常,宫颈正常大小,光滑,无宫颈举痛及摇摆痛,宫体后位,增大呈球形,如妊娠 2.5 个月大小,质硬,活动度好,后壁稍突出,有触痛,双侧附件区未触及明显异常。

B 超提示:子宫水平位,13.5cm×10cm×8.5cm,轮廓清晰,肌壁回声不均,双侧附件区未探及异常。

实验室检查：WBC 7.42×10^9/L、RBC 1.56×10^{12}/L、Hb 70g/L。

请问：

（1）病人主要护理诊断有哪些？

（2）对该病人最恰当的处理是什么？请为病人制订护理计划。

【实训步骤】

1. 多媒体演示　在理论课讲授完后（或讲授过程中），组织学生观看相关教学录像或多媒体课件。观看前提出具体要求，观看时及时讲解和补充内容，观看后及时反馈总结，让学生完成相关疾病的护理报告。

2. 病案讨论

（1）熟悉讨论案例，分组讨论案例中提出的问题。

（2）小组代表发言。

（3）教师点评总结。

3. 临床见习　授课期间定时组织学生分期分批到医院妇科病房见习。利用真实、完整的临床病例，在教师的指导下，了解病人的护理方法、护理操作步骤，配合医生完成各种诊疗操作。在教师的指导下，亲自采集病史、观察病情；对不同病人的评估资料进行整理分析，提出护理诊断，拟定护理措施。

【实训报告】

1. 列出讨论病案中疾病最可能的医疗诊断。

2. 列出重要的辅助检查项目。

3. 列出主要的护理诊断。

4. 制订相应的护理措施。

【实训小结】

1. 学生通过观看多媒体资料、教师示教、模拟操作训练、临床见习等，能发现病案中的关键问题。

2. 学生对待病人热情大方、认真负责。

3. 学生熟练掌握病人的护理方法、操作步骤及注意事项，能配合医生完成各种诊疗操作，并能正确完成各项护理记录。

（杨小玉）

实训十三　不孕症妇女的护理

【实训目的】

1. 熟悉女性不孕症常用的辅助检查方法和注意事项。
2. 能够较全面地对不孕症病人进行护理评估，并协助医生诊疗。
3. 培养学生正确的临床思维能力和自主学习的能力。

【实训内容】

病案分析或医院妇科病房见习不孕症病人的护理。

【实训方法】

1. 观看多媒体教学资料。
2. 病案讨论　学生角色扮演，分组讨论，教师巡回指导。
3. 临床见习　有条件见习者，到医院妇科病房选择合适的病例，临床教师带教讨论。

【相关知识点】

凡婚后有正常性生活未避孕，同居 2 年而未曾妊娠者，称为不孕症。婚后未避孕且从未妊娠者称原发不孕；曾有过妊娠而后未避孕 2 年未曾妊娠者称继发不孕。输卵管性不孕是女性不孕的最常见原因。评估不孕原因时，应对夫妻双方进行全面有序的检查，包括了解既往史、家族史、婚育史、月经史，进行全身体格检查，生殖器检查除外畸形和病变外，男方重点查精液常规，女方需进行：①卵巢功能检查；②输卵管通畅检查；③宫腔镜检查；④腹腔镜检查；⑤性交后精子穿透力试验；⑥免疫检查等。不孕症病人的主要护理诊断包括焦虑、自尊紊乱、知识缺乏等。护理要点包括提供心理支持，协助进行诊断和对症治疗，给予必要的健康指导。

【实训准备】

1. 环境准备　多媒体教室、示教室或实习医院妇科病房。
2. 学生准备　穿戴工作衣、帽，着装整洁，戴口罩、剪指甲、洗手，携带记录本、笔和实训报告本。
3. 病案资料　教学片或多媒体课件，真实、完整的临床病例。临床见习可直接采集病例资料。在示教室，课前选定 1 份病案，将学生分为若干小组。示教教师将实训目的讲解清楚，通过学生的学习、分析、讨论、总结，得出护理诊断，以实训报告的形式，制订出护理目标和护理

措施。结束后,由指导教师和实习组长进行评价。参考病案如下:

王女士,32岁,教师。主诉因婚后性生活正常,3年未孕就诊。病人3年前结婚,性生活正常,未避孕,未妊娠。

月经生育史:平素月经规律,$13\frac{5\sim7}{28\sim30}$,$G_0P_0$,LMP:2013.8.8。

妇科检查:外阴发育正常,已婚未产型,阴毛分布正常,阴道通畅,分泌物少,白色,无异味。宫颈正常大小、光滑,无举痛及摇摆痛,宫体前位,正常大小,质中,活动度好,无压痛,双侧附件区未触及明显异常。

查体:乳房及第二性征发育正常,无泌乳。

请问:

(1)该病人的医疗诊断是什么?

(2)为明确病因,还应做哪些护理评估和辅助检查?

(3)请列出该病人现存的主要护理诊断,并制订护理计划。

【实训步骤】

1. 多媒体演示　在理论课讲授完后(或讲授过程中),组织学生观看相关教学录像或多媒体课件。观看前提出具体要求,观看时及时讲解和补充内容,观看后及时反馈总结,让学生完成相关疾病的护理报告。

2. 病案讨论

(1)熟悉讨论案例,分组讨论案例中提出的问题。

(2)小组代表发言。

(3)教师点评总结。

3. 临床见习　授课期间定时组织学生分期分批到医院妇科病房见习。利用真实、完整的临床病例,配合医生完成各种诊疗操作,达到实训操作要求。在教师的指导下,亲自采集病史、观察病情;对不同病人的评估资料进行整理分析,提出护理诊断,拟定护理措施。

【实训报告】

1. 列出讨论病案中疾病最可能的医疗诊断。

2. 列出重要的辅助检查项目。

3. 列出主要的护理诊断。

4. 制订相应的护理措施。

【实训小结】

1. 学生通过观看多媒体资料、教师示教、模拟操作训练、临床见习等,能发现病案中的关键问题。

2. 学生对待病人热情大方、认真负责。

3. 学生熟练掌握病人的护理方法,能配合医生完成各种诊疗操作,并能正确完成各项护理记录。

(牛　倩)

实训十四　常用计划生育手术的护理配合

一、宫内节育器放置和取出术的护理配合

【实训目的】

1. 能够说出宫内节育器放置术和取出术的术前准备、手术过程及注意事项。
2. 能配合医生进行宫内节育器放置术和取出术,并对受术者进行健康指导。

【实训内容】

1. 宫内节育器放置术的配合及护理。
2. 宫内节育器取出术的配合及护理。

【实训方法】

1. 实训室示教或观看多媒体教学资料。
2. 学生在示教室角色扮演,分组练习,教师巡回指导。
3. 临床见习。

【相关知识点】

　　放置宫内节育器是一种安全、有效、简便、经济、可逆的避孕方法,具有杀精毒胚、干扰受精卵着床的作用,带铜和药物缓释节育器还能持续释放铜离子和孕激素,以增强避孕效果,是目前我国育龄妇女的主要避孕措施。

【实训准备】

　　1. 宫内节育器放置术　实训物品:①无菌器械包:窥阴器1个、消毒钳1把、宫颈钳1把、宫腔探针1根、放(上)环叉1根、宫颈扩张器4~6号各1根、弯盘1个、剪刀1把、药杯1只。②手套及无菌布类:手套1双、双层大包布1块、孔巾1块、脚套2只、干纱布、棉球若干。③节育器:根据实际情况准备不同的节育器,现多为一次性消毒包装产品。④0.5%碘伏溶液棉球。⑤实训媒体:多媒体资料、计划生育模型。

　　2. 宫内节育器取出术　实训物品:无菌器械包内将放环叉改为取环勾,其余同宫内节育器放置术。

3. 环境准备　手术室严格消毒灭菌;进入手术室人员在指定的地点更换专用衣、帽、鞋;手术室空气、物表、器械严格按规定消毒。

【实训步骤】

（一）操作步骤

1. 宫内节育器放置术

（1）核对解释:核对姓名、手术名称,评估受术者全身及专科情况,并做好解释。

（2）安置体位:受术者排空膀胱,取截石位。

（3）消毒铺巾:排空膀胱后取截石位。常规消毒外阴、阴道、宫颈,铺无菌巾,整理器械。

（4）双合诊复查子宫附件。

（5）探测宫腔:用宫颈钳夹持宫颈前唇并稍向上提,用子宫探针探测宫腔深度及屈度。

（6）放置节育器

1）助手打开选择好的消毒节育器。

2）根据探测的宫腔深度或宽度,配合手术者选择相应型号的节育器,并给受术者辨认。T型节育器:宫腔深度＞7cm者用28号,≤7cm者用26号。V型节育器:宫腔深度＞6.6cm者选用大号,宫腔深度≤6.5cm者选用小号。

3）将节育器放于上环叉上或自带操纵杆上,轻轻送达至宫腔底。有尾丝者在宫颈外口2cm处剪断尾丝。

4）重视受术者的主诉,注意有无急性腹痛等症状。对剖宫产术后、哺乳期受术者应加倍小心观察术中的反应,有异常情况及时报告医生。

5）观察无出血,取下器械。术毕。

（7）观察记录:填写手术记录。受术者在休息室观察无异常即可离院。

2. 宫内节育器取出术

（1）核对解释:核对姓名、手术名称,评估受术者全身及专科情况,并做好解释。

（2）透环检查:术前通过B超、X线检查发现宫内节育器影和妇科检查发现尾丝等,确定节育器类型及在宫腔的位置。

（3）安置体位、消毒铺巾、双合诊复查子宫附件、探测宫腔同宫内节育器放置术。

（4）取出节育器:有尾丝者,用血管钳夹住尾丝后轻轻牵引取出;无尾丝者,将取环勾送达宫底,转动取环勾使其勾住节育器,向外牵拉取出,并告示受术者。术毕。

（5）观察记录:填写手术记录。受术者在休息室观察无异常即可离院。

（二）注意事项

1. 严格无菌操作,防止宫内感染。动作轻柔、技术熟练。

2. 对哺乳期妇女及瘢痕子宫受术者等特殊情况,应小心谨慎,防止子宫穿孔。

3. 取环时切忌动作粗暴、生拉硬拽,以免造成脏器损伤和大出血。牵拉过程中发生尾丝断裂时,改用血管钳夹取。

4. 节育器取出困难者在B超监视下操作取出。

5. 取出节育器后应落实其他避孕措施。

【实训报告】

1.写出宫内节育器放置术和取出术的用物准备。

2. 写出宫内节育器放置术和取出术的适应证和注意事项。

【实训小结】

1. 学生通过观看多媒体资料、教师示教、模拟操作训练、临床见习等,能与受术者进行良好沟通。

2. 学生熟练掌握宫内节育器放置术与取出术的操作步骤及注意事项。

3. 学生能配合医生完成宫内节育器放置与取出手术操作,并能正确完成各项护理记录。

二、人工流产术的护理配合

【实训目的】

1. 能够说出人工流产负压吸引术和钳刮术的术前准备、手术过程及注意事项。

2. 能配合医生进行人工流产术,并能对受术者进行健康指导。

【实训内容】

人工流产负压吸引术的配合及护理。

【实训方法】

1. 实训室示教或观看多媒体教学资料。

2. 临床见习 分组到妇产科门诊手术室观摩人工流产手术。

【相关知识点】

人工流产是避孕失败的补救措施,包括负压吸引术和钳刮术。前者适用于妊娠 10 周以内者,后者适用于妊娠 11~14 周者。较药物流产痛苦大,并发症多。

【实训准备】

1. 实训物品 ①无菌器械包:手术用双翼窥阴器 1 个、消毒钳 1 把、宫颈钳 1 把、宫腔探针 1 根、宫颈扩张器 1 套、吸宫头 6~8 号各 1 根、连接胶管 1 根、小头有齿环钳 1 把、刮匙 1 把、治疗碗 1 个、弯盘 1 个、小药杯 1 只、过滤网 1 个。②手套及无菌布类:手套 1 双、双层大包布 1 块、孔巾 1 块、脚套 2 只、长棉签 2 根、干纱布、棉球若干。③常规消毒溶液棉球。④常备药物:缩宫素 20U、阿托品 0.5mg。⑤仪器设备:人工流产负压吸引器 1 台。⑥实训媒体:多媒体资料、计划生育模型。

2. 环境准备 人工流产手术室严格消毒灭菌;进入手术室人员在指定的地点更换专用衣、帽、鞋;手术室空气、物表、器械严格按规定消毒。

【实训步骤】

(一)操作步骤

1. 人工流产负压吸引术

(1)核对解释:核对姓名、手术名称,评估受术者全身及专科情况,并做好解释。

（2）安置体位：受术者排空膀胱,取截石位。

（3）消毒铺巾：双合诊复查子宫位置、大小及附件情况。常规消毒外阴、阴道、宫颈及颈管,铺巾。

（4）探测宫腔：用宫颈钳夹持宫颈前唇,用子宫探针探测子宫曲向和深度。

（5）扩张宫颈：用宫颈扩张器由小到大依次扩张宫颈管,至比选用吸宫头大半号或1号。

（6）负压吸引：按孕周选择吸管大小,先做负压试验后,用吸宫头按顺时针方向吸引宫腔1~2圈,负压不宜超过500mmHg,感到宫壁粗糙,折屈橡胶管取出吸管,再用小号刮匙搔刮宫底及两侧宫角,必要时重复用吸宫头吸引宫腔1圈。

（7）检查宫腔：用探针复测子宫深度,观察有无活动性出血,取下宫颈钳。术毕。

（8）过滤绒毛：用纱布或专用滤网过滤全部吸出物,检查有无绒毛及胚胎组织,是否与孕周相符合,吸出物送病理检查。术毕。

（9）观察记录：填写手术记录。告知手术者术后注意事项。受术者在休息室观察无异常即可离院。

2. 人工流产钳刮术

（1）~（4）同负压吸引术。

（5）钳取妊娠物：用小号有齿弯卵圆钳顺着子宫弯曲度进入宫腔,钳夹胎儿及胎盘,待大块组织钳夹干净后,再用吸宫头吸净宫内残留物。

（6）复查宫腔：宫腔迅速缩小,出血减少,吸出血液为泡沫状,证明已吸干净。

（7）检查刮出物：拼凑胎儿碎块,见头、四肢、胸廓、脊柱及胎盘,证明钳夹干净,刮出物送病理检查。

（二）注意事项

1. 严格遵守无菌操作,防止宫内感染。

2. 动作轻柔、技术熟练,术前一定查清子宫位置、大小、屈向。

3. 对哺乳期子宫及瘢痕子宫等特殊情况,应小心谨慎,防止子宫穿孔。

4. 吸管进出宫腔时,一定要关闭负压或将连接胶管折叠,防止损伤宫颈管内膜,造成术后粘连。

5. 过滤吸出物与孕周不符时,应及时查明原因。刮出物常规送病理检查。

【实训报告】

1. 写出人工流产负压吸引术的用物准备和并发症。

2. 写出人工流产钳刮术的注意事项。

【实训小结】

1. 学生通过观看多媒体资料、教师示教、模拟操作训练、临床见习等,养成对待病人热情大方、认真负责的态度。

2. 学生熟练掌握人工流产的操作步骤及注意事项。

3. 学生能配合医生完成人工流产手术操作,并能正确完成各项护理记录。

三、中期妊娠引产术的护理配合

【实训目的】

1. 能够说出依沙吖啶引产的术前准备、手术过程及注意事项。
2. 能配合医生进行依沙吖啶引产术,并能对受术者进行健康指导。

【实训内容】

依沙吖啶引产术的配合及护理。

【实训方法】

1. 实训室示教或观看多媒体教学资料。
2. 临床见习　分组到妇产科病房观摩依沙吖啶引产手术。

【相关知识点】

1. 依沙吖啶又名利凡诺,是一种强力杀菌剂,注入羊膜腔内或羊膜外宫腔内,药物经胎儿吸收后,损伤胎儿主要生命器官,使胎儿中毒死亡;可使胎盘变性坏死,刺激子宫收缩,最后娩出胎儿,达到终止妊娠的目的。是目前常用的引产方法,有效率达 90%~100%。
2. 适用于妊娠 13~28 周要求终止妊娠而无禁忌证者。

【实训准备】

1. 实训物品　①羊膜腔内注入法无菌器械包:无齿卵圆钳 2 把、弯盘 1 个、药杯 1 个、7~9号腰椎穿刺针 1 个、5ml 及 20ml 注射器各 1 副、针头 2 个。②羊膜腔外注入法无菌器械包:无齿长镊子 1 把、阴道窥器 1 个、宫颈钳 1 把、敷料镊 2 把、橡皮导尿管 1 根、5ml 及 20ml 注射器各 1 个。③手套及无菌布类:手套 1 双、双层大包布 1 块、孔巾 1 块、干纱布、棉球若干。④常规消毒溶液棉球。⑤常备药物:依沙吖啶 50~100mg/ 支 / 次、注射用水 10ml。⑥实训媒体:多媒体资料。
2. 环境准备　手术室严格消毒灭菌;进入手术室人员在指定的地点更换专用衣、帽、鞋;手术室空气、物表、器械严格按规定消毒。

【实训步骤】

(一)操作步骤

1. 核对解释　核对床号、姓名、手术名称,评估受术者全身及专科情况,并做好解释。
2. 安置体位　排空膀胱,取仰卧位。
3. 选择穿刺点　在宫底与耻骨联合中点,腹中线偏外侧 1cm 处或在胎儿肢体侧、空虚感最明显处作为穿刺点。必要时可先行 B 超定位穿刺。
4. 消毒铺巾　以穿刺点为中心,常规消毒腹部皮肤,铺好无菌孔巾。
5. 羊膜腔穿刺　用 7~9 号腰椎穿刺针,经腹壁垂直刺入羊膜腔,见羊水溢出后固定穿刺针不动。

6. 注入药液　换上吸有依沙吖啶 100mg 的注射器,回抽见羊水后缓慢注入药物。注毕,拔出穿刺针,压迫 2~3min,无菌纱布覆盖,胶布固定。

（二）注意事项

1. 严格遵守无菌操作,防止宫内感染。

2. 依沙吖啶用注射用水稀释或抽吸羊水配制,切忌用生理盐水稀释,以免发生药物沉淀。

3. 注药 24~48h 后可有体温升高,但不超过 38℃,短时间内可自行恢复正常。

4. 严密观察宫缩、产程进展及阴道流血情况。一般注药后 12~24h 出现规律宫缩,约在用药后 36~48h 胎儿胎盘娩出。按正常分娩接产。

5. 保持外阴清洁,防止产后感染。

6. 按常规退奶。

【实训报告】

1. 写出依沙吖啶引产术的用物准备。

2. 写出依沙吖啶引产术的并发症和注意事项。

【实训小结】

1. 学生通过观看多媒体资料、教师示教、模拟操作训练、临床见习等,养成对待病人热情大方、认真负责的态度。

2. 学生能熟练掌握中期妊娠引产的操作步骤及注意事项。

3. 学生能配合医生完成依沙吖啶中期妊娠引产手术操作,并能正确完成各项护理记录。

四、输卵管绝育术的护理配合

【实训目的】

1. 能够说出经腹输卵管绝育术和经腹腔镜输卵管绝育术的术前准备、手术过程及注意事项。

2. 能配合医生进行输卵管绝育术,并能对受术者进行健康指导。

【实训内容】

输卵管绝育术的配合及护理。

【实训方法】

1. 观看多媒体教学资料。

2. 临床见习　分组到妇产科门诊手术室观摩经腹输卵管绝育术和经腹腔镜输卵管绝育术。

【相关知识点】

女性绝育术包括经腹输卵管绝育术、经腹腔镜输卵管绝育术、输卵管药物粘堵术、经阴道输卵管绝育术。目前经阴道手术已基本不做,药物粘堵术因副反应多也较少使用。经腹输卵管绝育术是通过手术打开腹腔结扎输卵管,使妇女达到永久性不孕的目的。经腹腔镜输卵管绝育术是在腹腔镜直视下,采用机械手段或热效应使输卵管受阻达到绝育的目的。

【实训准备】

1. 实训物品　①经腹输卵管绝育术无菌器械包:甲状腺拉钩2把、卵圆钳1把、无齿弯头卵圆钳1把(或输卵管钩1把或指板1个)、巾钳4把、直止血钳4把、弯止血钳4把、鼠齿钳2把、弯蚊钳2把、持针钳1把、中号无齿镊2把、短无齿镊1把、短有齿镊1把、组织剪及线剪各1把、刀柄2把、圆刀片及尖片各1个、10ml注射器1个、弯盘1个、小药杯2个、6×14弯圆针3个、9×24弯圆针及弯三角针各1个、4号和0号丝线各1团。②经腹腔镜输卵管绝育术无菌器械包:除一般腹腔镜器械、穿刺套管针直径为10~12cm外,套扎法需备双环套扎器1把、硅橡胶环2只;钳夹法需备上夹器1把、弹簧夹2只;电凝法需备双极电凝器1把。③手套及无菌布类:手套4双、腹部手术布类包1个。④常规消毒溶液棉球。⑤常备药物:局部麻醉药物、抢救药物。⑥实训媒体:多媒体资料。

2. 环境准备　手术室严格消毒灭菌;进入手术室人员在指定的地点更换专用衣、帽、鞋;手术室空气、物表、器械严格按规定消毒。

【实训步骤】

(一)操作步骤

1. 经腹输卵管绝育术手术步骤

(1)受术者排空膀胱,取仰卧位,留置导尿管。

(2)手术野常规消毒、铺巾。下腹切口部位用0.5%~1%盐酸普鲁卡因作局部浸润麻醉。取下腹正中耻骨联合上3~4cm处,作约2cm长纵切口;产妇则在宫底下方2cm处切开,逐层进入腹腔。

(3)寻找提取输卵管:是手术的主要环节。可用卵圆钳夹取法先将一侧输卵管提出至切口外。亦可用指板法或吊钩法提取输卵管。

(4)辨认输卵管:用鼠齿钳夹持输卵管,再用两把无齿镊交替依次夹取输卵管,见到输卵管伞端后证实为输卵管,并检查卵巢情况。

(5)结扎输卵管:输卵管结扎方法有抽心包埋法、输卵管银夹法和输卵管折叠结扎切除法。我国目前多采用抽心近端包埋法。抽心包埋法具有血管损伤少、并发症少、成功率高等优点。手术方法:用两把鼠齿钳夹持输卵管,于输卵管峡部浆膜下注入0.5%利多卡因1ml使浆膜膨胀,用尖刀切开膨胀的浆膜层,再用弯蚊钳游离该段输卵管,剪除输卵管约1cm长,用4号丝线结扎输卵管两侧断端,用1号丝线连续缝合浆膜层,将近端包埋于输卵管系膜内,远端留于系膜外。

(6)检查无出血后松开鼠齿钳,将输卵管送回腹腔。同法处理对侧输卵管。

(7)清点器械、纱布无误后逐层关闭腹腔,术毕。

2. 经腹腔镜输卵管绝育术手术步骤

(1)受术者取头低仰卧位,局麻、硬膜外麻醉或全身麻醉。

(2)按腹腔镜操作常规完成气腹及套管针穿刺。

(3)置换腹腔镜,在腹腔镜直视下将硅胶环套或将弹簧夹钳夹在一侧输卵管峡部。也可用双极电凝烧灼输卵管峡部1~2cm,使输卵管通道阻断。同法处理另一侧输卵管。

（4）尽量排出腹腔内气体,取出套管,缝合腹壁切口。

（二）注意事项

1. 术前将手术适应证、禁忌证、手术方法及可能的并发症等交代清楚,取得受术者的知情同意及配合。

2. 按妇科腹部手术进行术前准备。

3. 严格遵守无菌操作,防止感染。

4. 术后密切观察生命体征、腹痛情况、出血征象及伤口有无渗血。

【实训报告】

写出两种输卵管绝育术的大致手术步骤和注意事项。

【实训小结】

1. 学生通过观看多媒体资料、教师示教、模拟操作训练、临床见习等,能与受术者顺利沟通,取得其配合。

2. 学生熟练掌握输卵管绝育术的操作步骤及注意事项。

3. 学生能配合医生完成输卵管绝育手术操作,并能正确完成各项护理记录。

（李德琴）

实训十五　职业妇女劳动保护

【实训目的】

1. 说出职业妇女各生理时期的保健要点。
2. 培养学生树立职业妇女劳动保护的意识。

【实训物品】

实训案例人手 1 份。

【实训内容】

案例介绍：2012 年 5 月，许小姐入职当地一家母婴产品销售公司，岗位为销售总监，月薪七千元。双方签订了 5 年的劳动合同，规定试用期为 1 年。在入职前填写的《应聘人员登记表》和入职当天填写的《员工入职登记表》中，许小姐均填写的是"未婚"。

2012 年 9 月中旬，许小姐意外发现自己已妊娠 40d，继而由于体质虚弱，出现流产先兆，经妇幼保健院诊断，建议其休假三个月。随即许小姐向公司提出请假要求，但未批准，许小姐也未继续上班。

10 月中旬，许小姐突然收到其工作单位的辞退函，并停发其 9 月份的工资。理由是许小姐入职时没有如实告知公司婚姻状况，故意隐瞒婚姻关系，并私自旷工 1 个月，违反了《员工手册》中的相关规定予以解除。

许小姐认为自己并非故意隐瞒已婚，而是根据当地的风俗，领了结婚证未办酒席算未婚，而且自己是因先兆流产遵医嘱请假，公司不应扣除其 9 月份工资。后经协商未果，最终许小姐以公司严重侵害自己合法权益为由，诉至法院，请求补发拖欠工资并继续履行劳动合同。

【实训方法】

1. 复习相关知识并引出案例。
2. 学生针对该案例，进行分组讨论，并发表观点。
3. 老师总结点评，学生写出实训报告。

【实训讨论】

1. 对于许小姐隐瞒婚姻状况的说法，你有何看法？

2. 对于公司停发许小姐 9 月份工资,并以旷工为由将其辞退,是否合法,请给出相关法律依据。

【实训报告】

1. 认真阅读《妇女权益保障法》和《劳动合同法》,摘出与职业妇女保护相关的法律条文。
2. 将实训讨论的问题以书面形式作出回答。

【实训小结】

1. 通过本次案例分析,你掌握的内容有哪些?
2. 总结职业妇女劳动保护的内容。

（辰　雪）

实训十六　妇科常用护理技术

【实训目的】

1. 能熟练进行外阴冲洗 / 消毒、会阴擦洗、阴道冲洗 / 灌洗、会阴湿热敷、坐浴、宫颈 / 阴道上药等妇科护理操作。
2. 能说出妇科护理操作技术的适应证及护理要点。
3. 态度端正，操作轻柔，流程清楚，动作规范。关心、体贴、爱护病人，保护病人隐私。

【实训内容】

1. 外阴冲洗 / 消毒操作。
2. 会阴擦洗操作。
3. 阴道冲洗 / 灌洗操作。
4. 会阴湿热敷操作。
5. 坐浴操作。
6. 宫颈 / 阴道上药操作。

【实训方法】

1. 实训室示教或观看多媒体教学资料。
2. 学生在示教室分组操作，教师巡回指导；或安排临床见习。
3. 小组测评，组内互评，组外交流，教师总结点评。随堂考试，记录成绩。

【相关知识点】

外阴冲洗 / 消毒、会阴擦洗、阴道冲洗 / 灌洗、会阴湿热敷、坐浴、宫颈 / 阴道上药等操作是妇产科临床最常用的专科护理操作，能促进病人舒适，防治泌尿系统及生殖系统的感染，促进会阴切口愈合。

【实训准备】

1. 外阴冲洗 / 消毒　实训物品：①用物：外阴冲洗（消毒）包 1 个（内有无菌弯盘 2 个、无菌干纱球及无菌纱布、无菌镊子或无菌卵圆钳 2 把）、一次性手套 2 副、无菌治疗巾 1 块、橡胶中单 1 块、一次性臀垫 1 块、冲洗壶 2 个（分别内盛 39~41℃温开水及 0.5% 碘伏溶液）、便盆 1 个。②常用溶液：0.2% 肥皂液、0.5% 碘伏溶液。③实训媒体：多媒体资料、妇科检查模型。

2. 会阴擦洗　实训物品：①用物：会阴擦洗包 1 个（内有无菌弯盘 2 个、无菌镊子 2 把、无菌干纱布、无菌干棉球若干）、一次性手套 1 副、橡胶中单 1 块、一次性臀垫 1 块、便盆 1 个、屏风 1 个。②常用溶液：0.5% 碘伏溶液、1∶5 000 高锰酸钾溶液等。③实训媒体：多媒体资料、妇科检查模型。

3. 阴道冲洗 / 灌洗　实训物品：①用物：消毒灌洗筒 1 个、橡胶管 1 根（橡胶管上有控制冲洗压力和流量的调节开关）、灌洗头 1 个、弯盘 1 个、窥阴器 1 个、卵圆钳 1 把、无菌干棉球、无菌干纱布、一次性手套 1 副、橡胶中单 1 块、一次性臀垫 1 块、水温计 1 个、输液架 1 个、便盆 1 个。②常用溶液：0.02% 碘伏溶液、0.1% 苯扎溴铵（新洁尔灭）溶液、生理盐水（41~43℃）、2%~4% 碳酸氢钠溶液、1% 乳酸溶液、4% 硼酸溶液、0.5% 醋酸溶液、1∶5 000 高锰酸钾溶液等。③实训媒体：多媒体资料、妇科检查模型。

4. 会阴湿热敷　实训物品：①用物：会阴擦洗包 1 个（内有无菌弯盘 2 个、无菌镊子 2 把、无菌纱布若干）、医用凡士林、棉布垫 1 块、热源（热水袋或电热宝等）、红外线灯、橡胶中单 1 块、一次性臀垫 1 块、屏风 1 个。②常用溶液：煮沸的 50% 硫酸镁溶液、95% 酒精等。③实训媒体：多媒体资料、妇科检查模型。

5. 坐浴　实训物品：①用物：坐浴盆 1 个、30cm 高坐浴架 1 个、无菌纱布 2 块、水温计 1 个。②常用溶液：0.5%~1% 乳酸溶液、1% 乳酸、1∶5 000 高锰酸钾溶液、2%~4% 碳酸氢钠溶液、1∶1 000 苯扎溴铵（新洁尔灭）溶液、0.02% 碘伏溶液、洁尔阴等。③实训媒体：多媒体资料。

6. 宫颈 / 阴道上药　实训用物：①用物：阴道灌洗用物 1 套、窥阴器 1 个、长短镊子各 1 把、无菌干棉球、无菌长棉签、带尾线大棉球或纱布、一次性无菌手套 1 副、橡胶中单 1 块、一次性臀垫 1 块。②常用药物：甲硝唑片、20%~50% 硝酸银溶液、1% 甲紫溶液、各种喷雾剂及阴道栓剂、片剂等。③实训媒体：多媒体资料、妇科检查模型。

【实训步骤及操作评分标准】

（一）外阴冲洗 / 消毒

1. 操作步骤（产时会阴消毒详见助产学和产科护理学教材）

（1）备齐并检查用物，核对病人，解释外阴冲洗 / 消毒的目的及配合方法，以取得病人的理解和配合。

（2）嘱病人排空膀胱，遮挡病人，铺好橡胶中单。

（3）协助病人仰卧于检查床，双腿屈曲分开（或取膀胱截石位），充分暴露外阴部，臀下置便盆及一次性臀垫。戴手套。

（4）用无菌纱布蘸取肥皂液，双镊（钳）操作擦洗外阴部，遵循自上而下、由外向内的原则，擦洗顺序是：阴阜、大腿内上 1/3、大阴唇、小阴唇、会阴体至肛周。

（5）用无菌干纱球堵住阴道口，用温开水冲掉肥皂液。

（6）取下阴道口纱球，更换手套。

（7）用无菌纱布擦干，遵循自上而下、由内向外的原则，顺序为：小阴唇、大阴唇、阴阜、大腿内上 1/3、会阴体至肛周。

（8）再用 0.5% 碘伏消毒，顺序同（7）。

（9）撤去臀下便盆及一次性臀垫，垫无菌卫生巾于臀下。

（10）整理用物，告知注意事项。

2. 操作评分标准

项目		技术要求	分值	得分
操作前准备	20分	用物准备:(1)物品:外阴冲洗(消毒)包1个(内有无菌弯盘2个、无菌干纱球及无菌纱布、无菌镊子或无菌卵圆钳2把)、一次性手套2副、无菌治疗巾1块、橡胶中单1块、一次性臀垫1块、冲洗壶2个(分别内盛39~41℃温开水及0.5%碘伏溶液)、便盆1个 (2)常用溶液:0.2%肥皂液、0.5%碘伏溶液	5	
		环境准备:室内安静、整洁,光线充足,温度、湿度适宜,酌情关闭门窗或屏风遮挡	2	
		护士准备:(1)素质要求:衣帽整洁、态度和蔼、语言流畅、面带微笑 (2)核对床号、姓名 (3)评估病人:①身体状况;②阴道清洁度及外阴皮肤情况,做操作前解释工作 (4)向病人解释会阴冲洗/消毒的目的及配合方法 (5)洗手、戴口罩	8	
		病人准备:排空膀胱,适当遮挡,仰卧于检查床上,双膝屈曲向外分开(或取膀胱截石位),暴露外阴部	5	
操作步骤	60分	(1)备齐并检查用物,携用物至病人床旁	4	
		(2)再次核对,做好解释工作	4	
		(3)洗手、戴口罩	4	
		(4)置便盆及一次性臀垫于臀下,戴手套	4	
		(5)用无菌纱布蘸取肥皂液,两手各持1把镊(钳)子,其中一把用于夹取肥皂纱布,另一把接过该纱布进行擦洗	6	
		(6)遵循自上而下、由外向内的原则,按顺序擦洗:阴阜、大腿内上1/3、大阴唇、小阴唇、会阴体至肛周	8	
		(7)用无菌干纱球覆盖阴道口,用温开水冲掉肥皂液	6	
		(8)取下阴道口纱球,更换手套	4	
		(9)用无菌纱布擦干,遵循自上而下、由内向外的原则,顺序为:小阴唇、大阴唇、阴阜、大腿内上1/3、会阴体至肛周	8	
		(10)再用0.5%碘伏消毒,顺序同(9)	8	
		(11)撤去臀下便盆及一次性臀垫,垫无菌卫生巾于臀下	4	
操作后处理	10分	(1)整理用物	3	
		(2)洗手、摘口罩	3	
		(3)告知注意事项	4	
提问	10分	外阴冲洗/消毒的原则是什么	10	
总分			100	
整体评价 (A、B、C、D 为评价系数)		A. 沟通流畅、操作规范、病人舒适 B. 沟通欠流畅或操作欠规范、病人欠舒适 C. 沟通不流畅、操作欠规范、病人欠舒适 D. 无沟通、操作不规范、病人不舒适	A. 1.0~0.8 B. 0.8~0.6 C. 0.6~0.4 D. 0.4以下	

3. 注意事项

（1）动作轻柔，操作过程中注意为病人遮挡和保暖。

（2）外阴冲洗（消毒）的原则是：第1遍清洁时顺序为自上而下、由外而内，第2遍消毒时顺序为自上而下、由内而外。

（3）操作过程中注意无菌原则，消毒的范围不可超过清洁的范围。

（二）会阴擦洗

1. 操作步骤

（1）备齐用物，携物品至床旁，核对病人，评估其会阴情况，解释会阴擦洗的目的及配合方法，以取得病人的理解和配合。请室内探视人员回避，关闭门窗拉上窗帘，用屏风遮挡，以保护病人隐私。

（2）嘱病人排空膀胱，协助病人取屈膝仰卧位，双腿略外展。铺橡胶中单及一次性臀垫于臀下。

（3）脱下近侧裤腿盖在对侧腿上，近侧腿用盖被遮盖，暴露会阴部，注意保暖。

（4）操作者戴一次性手套，将会阴擦洗包打开后置于病人两腿间，双镊操作擦洗会阴部，一般擦洗3遍。第1遍：自上而下，由外向内，首先初步擦去外阴的血迹、分泌物或其他污渍，先横向擦洗阴阜后顺大腿方向至大腿内上1/3，然后纵向擦洗大阴唇、小阴唇，再横向擦洗会阴，弧形由外向肛门擦洗肛周，最后擦洗肛门。第2遍：以会阴切口或尿道口为中心，由内向外，先擦洗会阴伤口或尿道口，然后依次擦洗小阴唇、大阴唇、阴阜、大腿内上1/3、会阴、肛周、肛门。第3遍擦洗顺序同第2遍，根据病人具体情况，必要时可增加擦洗次数直至擦净为止。每擦洗一个部位更换一个棉球，擦洗时均应注意最后擦洗肛门。最后再用无菌干纱布擦干。

（5）撤去一次性臀垫及橡胶中单，协助病人穿好衣裤，整理床单位。

（6）整理用物，告知注意事项。

2. 操作评分标准

项目		技术要求	分值	得分
操作前准备	20分	用物准备:(1)物品:会阴擦洗包1个(内有无菌弯盘2个、无菌镊子2把、无菌干纱布、无菌干棉球若干)、一次性手套1副、橡胶中单1块、一次性臀垫1块、便盆1个、屏风1个 (2)常用溶液:0.5%碘伏溶液、1:5 000高锰酸钾溶液等	5	
		环境准备:室内安静、整洁,光线充足,温度、湿度适宜,酌情关闭门窗或屏风遮挡	2	
		护士准备:(1)素质要求:衣帽整洁、态度和蔼、语言流畅、面带微笑 (2)核对床号、姓名 (3)评估病人:①身体状况;②会阴部卫生、皮肤情况,有无留置尿管;③配合程度 (4)向病人解释会阴擦洗的目的及配合方法 (5)洗手、戴口罩	8	
		病人准备:排空膀胱,适当遮挡,取屈膝仰卧位,双腿略外展,暴露外阴部	5	

续表

项目		技术要求	分值	得分
操作步骤	60分	（1）备齐并检查用物,携用物至病人床前	4	
		（2）再次核对,做好解释工作。洗手、戴口罩	4	
		（3）铺橡胶中单及一次性臀垫于臀下	4	
		（4）脱下近侧裤腿盖在对侧腿上,近侧腿用盖被遮盖,暴露会阴部,注意保暖	4	
		（5）操作者戴一次性手套,将会阴擦洗包放置于病人两腿间,用无菌操作方法打开	4	
		（6）用一把镊子夹取干净药液棉球,用另一把镊子夹住棉球进行擦洗,采用双镊操作法	4	
		（7）第1遍擦洗顺序为:自上而下,由外向内,首先初步擦去外阴的血迹、分泌物或其他污渍,先横向擦洗阴阜后顺大腿方向至大腿内上1/3,然后纵向擦洗大阴唇、小阴唇,再横向擦洗会阴,弧形由外向肛门擦洗肛周,最后擦洗肛门	8	
		（8）第2遍:以会阴切口或尿道口为中心,由内向外,先擦洗会阴伤口或尿道口,然后依次擦洗小阴唇、大阴唇、阴阜、大腿内上1/3、会阴、肛周、肛门	8	
		（9）第3遍擦洗顺序同第2遍,根据病人具体情况,必要时可增加擦洗次数直至擦净为止。每擦洗一个部位更换一个棉球,擦洗时均应注意最后擦洗肛门	8	
		（10）再用无菌干纱布擦干。顺序同第2遍	6	
		（11）每个棉球限用一次,将用过的棉球与镊子放于弯盘内	4	
		（12）撤去用物	2	
操作后处理	10分	（1）协助病人穿好衣裤	2	
		（2）整理床单位及用物	3	
		（3）洗手,摘口罩	2	
		（4）告知注意事项	3	
提问	10分	（1）会阴擦洗的适应证有哪些 （2）会阴擦洗的原则是什么	10	
总分			100	
整体评价 （A、B、C、D 为评价系数）		A. 沟通流畅、操作规范、病人舒适	A. 1.0~0.8	
		B. 沟通欠流畅或操作欠规范、病人欠舒适	B. 0.8~0.6	
		C. 沟通不流畅、操作欠规范、病人欠舒适	C. 0.6~0.4	
		D. 无沟通、操作不规范、病人不舒适	D. 0.4以下	

3. 注意事项

（1）擦洗时,要注意观察会阴部及会阴伤口周围组织有无红肿、分泌物及其性质和伤口愈合情况,发现异常及时报告医生并记录。

（2）对留置尿管者要注意观察尿管是否通畅,有无脱落、扭曲等。

（3）对于产后及会阴部手术的病人,每次排便后均应擦洗会阴,以预防感染。

（4）操作过程中注意无菌原则,动作轻柔,注意为病人保暖及保护隐私。

（5）最后擦洗有伤口感染的病人,以防交叉感染。

（三）阴道冲洗 / 灌洗

1. 操作步骤

（1）备齐用物,核对病人,解释引导冲洗 / 灌洗的目的及配合方法,以取得病人的理解和配合。

（2）嘱病人排空膀胱,协助病人取膀胱截石位。脱去近侧裤腿盖在对侧腿上,近侧腿用盖被遮盖,臀下垫橡胶中单、一次性臀垫,放好便盆。

（3）根据病人病情（遵医嘱）配制灌洗液 500~1 000ml,将装有灌洗液的灌洗筒挂于床旁输液架上,其高度距离床沿 60~70cm,排出管内空气,试水温（41~43℃）适宜后备用。

（4）操作者戴一次性手套,右手持冲洗头,用灌洗液先冲洗外阴部,然后用左手将小阴唇分开,将灌洗头沿阴道壁方向缓缓插入阴道至后穹窿处,边冲洗边将灌洗头围绕子宫颈上下左右轻轻地移动;或用窥阴器暴露宫颈后再冲洗,边冲洗边转动窥阴器,将整个阴道穹窿及阴道壁冲洗干净后再将窥阴器按下,以使阴道内的残留液体完全流出。

（5）当灌洗液约剩 100ml 左右时,夹住橡胶管拔除灌洗头及窥阴器,再次冲洗外阴部。

（6）扶病人坐在便器上,使阴道内残留液体流出,用无菌干纱布擦干外阴部。

（7）撤去便盆、一次性臀垫及橡胶中单,协助病人穿好衣裤。

（8）整理用物,告知注意事项。

2. 操作评分标准

项目		技术要求	分值	得分
操作前准备	20分	用物准备:(1)物品:消毒灌洗筒 1 个、橡胶管 1 根（橡胶管上有控制冲洗压力和流量的调节开关）、灌洗头 1 个、弯盘 1 个、窥阴器 1 个、卵圆钳 1 把、无菌干棉球、无菌干纱布、一次性手套 1 副、橡胶中单 1 块、一次性臀垫 1 块、水温计 1 个、输液架 1 个、便盆 1 个 (2)常用溶液:0.02% 碘伏溶液、0.1% 苯扎溴铵（新洁尔灭）溶液、生理盐水（41~43℃）、2%~4% 碳酸氢钠溶液、1% 乳酸溶液、4% 硼酸溶液、0.5% 醋酸溶液、1∶5 000 高锰酸钾溶液等	5	
		环境准备:室内安静、整洁,光线充足,温度、湿度适宜,酌情关闭门窗或屏风遮挡	2	
		护士准备:(1)素质要求:衣帽整洁、态度和蔼、语言流畅、面带微笑 (2)核对床号、姓名 (3)评估病人:①病情、一般状况;②会阴部卫生、皮肤情况,有无留置尿管;③配合程度 (4)向病人解释阴道冲洗 / 灌洗操作的目的及配合方法 (5)洗手、戴口罩	8	
		病人准备:排空膀胱,适当遮挡,取膀胱截石位	5	

项目		技术要求	分值	得分
操作步骤	60分	（1）备齐并检查用物，携用物至病人床前	4	
		（2）再次核对，做好解释工作。洗手戴口罩	4	
		（3）置便盆及一次性臀垫于臀下	4	
		（4）脱去近侧裤腿盖在对侧腿上，近侧腿用盖被遮盖	4	
		（5）根据病情（遵医嘱）配制灌洗液500~1 000ml，将装有灌洗液的灌洗筒挂于床旁输液架上，距离床沿60~70cm，排出管内空气，试水温（41~43℃）适宜后备用	8	
		（6）操作者戴一次性手套，右手持冲洗头，用灌洗液先冲洗外阴部	4	
		（7）用左手将小阴唇分开，将灌洗头沿阴道壁方向缓缓插入阴道至后穹窿处	8	
		（8）边冲洗边将灌洗头围绕子宫颈上下左右轻轻地移动；或用窥阴器暴露宫颈后再冲洗，边冲洗边转动窥阴器，将整个阴道穹窿及阴道壁冲洗干净后再将窥阴器按下	8	
		（9）当灌洗液约剩100ml左右时，夹住橡胶管拔除灌洗头及窥阴器，再冲洗一遍外阴部	6	
		（10）扶病人坐在便盆上，使阴道内残留液体流出	4	
		（11）用无菌干纱布擦干外阴部	4	
		（12）撤去用物	2	
操作后处理	10分	（1）协助病人穿好衣裤	2	
		（2）整理用物	2	
		（3）洗手，摘口罩	2	
		（4）告知注意事项	4	
提问	10分	（1）阴道灌洗的适应证有哪些 （2）如何根据不同的适应证选择阴道灌洗溶液 （3）阴道灌洗的禁忌证是什么	10	
总分			100	
整体评价 （A、B、C、D 为评价系数）		A. 沟通流畅、操作规范、病人舒适	A. 1.0~0.8	
		B. 沟通欠流畅或操作欠规范、病人欠舒适	B. 0.8~0.6	
		C. 沟通不流畅、操作欠规范、病人欠舒适	C. 0.6~0.4	
		D. 无沟通、操作不规范、病人不舒适	D. 0.4以下	

3. 注意事项

（1）灌洗筒与床沿的距离不得超过70cm，以免压力过大，使灌洗液或污物进入子宫腔。

（2）灌洗液温度以41~43℃为宜，温度过低可引起病人不适，温度过高会造成阴道黏膜烫伤。

（3）在灌洗过程中,动作要轻柔,灌洗头不宜插入过深,以免损伤阴道壁或宫颈组织。

（4）产后 10d、妇产科手术 2 周后的病人,若合并阴道分泌物混浊、有异味或阴道伤口愈合不良、黏膜感染坏死等,可行低位阴道灌洗,灌洗筒的高度不得超过床沿 30cm,避免污物进入宫腔或损伤阴道残端伤口。

（5）月经期、妊娠期、产褥期、人工流产术后子宫颈口未闭、不规则阴道流血及宫颈活动性出血者禁忌行阴道灌洗,以免引起上行性感染,必要时可行外阴冲洗。

（6）未婚女性一般不做阴道灌洗。

（四）会阴湿热敷

1. 操作步骤

（1）备齐用物,携物品至床旁,核对病人,解释会阴湿热敷的目的及配合方法,以取得病人的理解和配合。

（2）用屏风遮挡,嘱病人排空膀胱,取屈膝仰卧位,双腿略外展,脱下近侧裤腿盖在对侧腿上,近侧腿用盖被遮盖,暴露会阴热敷处,臀下垫橡胶中单及一次性臀垫。

（3）先行会阴擦洗,清洁外阴污垢,用干纱布擦干。

（4）热敷部位先涂一薄层凡士林,盖上纱布,再轻轻敷上浸有热敷溶液的温纱布,外面覆盖棉布垫保温。

（5）一般 3~5min 更换热敷垫一次,热敷时间约为 15~30min,也可用热源袋放在棉垫外或使用红外线灯照射,照射距离为 20cm。

（6）热敷完毕,移去敷布,观察热敷部位皮肤情况,用纱布擦净皮肤上的凡士林,撤去一次性臀垫及橡胶中单。协助病人穿好衣裤,整理床单位。

（7）整理用物,告知注意事项。

2. 操作评分标准

项目		技术要求	分值	得分
操作前准备	20分	用物准备:(1)物品:会阴擦洗包 1 个（内有无菌弯盘 2 个、无菌镊子 2 把、无菌纱布若干）、医用凡士林、棉布垫 1 块、热源（热水袋或电热宝等）、红外线灯、橡胶中单 1 块、一次性臀垫 1 块、屏风 1 个 （2）常用溶液:煮热的 50% 硫酸镁溶液、95% 酒精等	5	
		环境准备:室内安静、整洁,光线充足,温度、湿度适宜,酌情关闭门窗或屏风遮挡	2	
		护士准备:(1)素质要求:衣帽整洁、态度和蔼、语言流畅、面带微笑 （2）核对床号、姓名 （3）评估病人:①病情、一般状况;②会阴部卫生、皮肤情况,有无留置尿管;③配合程度 （4）向病人解释会阴湿热敷的目的及配合要点 （5）洗手,戴口罩	8	
		病人准备:排空膀胱,适当遮挡,仰卧位,双膝屈曲向外分开,暴露外阴部	5	

续表

项目		技术要求	分值	得分
操作步骤	60分	（1）备齐并检查用物,携用物至病人床前	4	
		（2）再次核对,做好解释工作。洗手,戴口罩	4	
		（3）铺橡胶中单及一次性臀垫于臀下	4	
		（4）脱下近侧裤腿盖在对侧腿上,近侧腿用盖被遮盖,暴露会阴热敷处	4	
		（5）先行会阴擦洗,清洁外阴污垢,干纱布擦干	8	
		（6）热敷部位先涂一薄层凡士林,盖上纱布	6	
		（7）再轻轻敷上浸有热敷溶液的温纱布,外面覆盖棉布垫保温	6	
		（8）将热源袋放在棉垫外或使用红外线灯照射,距离为20cm	8	
		（9）一般3~5min更换热敷垫一次,热敷时间约为15~30min	8	
		（10）热敷完毕,移去敷布,观察热敷部位皮肤情况,用纱布擦去皮肤上的凡士林	5	
		（11）撤去用物	3	
操作后处理	10分	（1）协助病人穿好衣裤	2	
		（2）整理用物	2	
		（3）洗手,摘口罩	2	
		（4）告知注意事项	4	
提问	10分	（1）会阴湿热敷的适应证有哪些 （2）会阴湿热敷需要多长时间 （3）会阴湿热敷的注意事项是什么	10	
总分			100	
整体评价 （A、B、C、D 为评价系数）		A. 沟通流畅、操作规范、病人舒适 B. 沟通欠流畅或操作欠规范、病人欠舒适 C. 沟通不流畅、操作欠规范、病人欠舒适 D. 无沟通、操作不规范、病人不舒适	A. 1.0~0.8 B. 0.8~0.6 C. 0.6~0.4 D. 0.4以下	

3. 注意事项

（1）会阴湿热敷的温度一般为41~48℃。热敷过程中注意观察病人的反应,对休克、昏迷、术后皮肤不敏感者,应密切观察皮肤颜色,定期检查热源袋的完好性,防止烫伤。

（2）每次热敷面积不超过病灶面积的2倍。

（3）热敷的过程中,要随时评价病人的热敷效果,提供相应的生活护理。

（五）坐浴

1. 操作步骤

（1）备齐用物,携物品至床旁,核对病人,解释坐浴的目的及配合方法,以取得病人的理解和配合。

（2）嘱病人排空膀胱,用屏风遮挡。

（3）根据病人病情（遵医嘱）按比例配制好溶液2 000ml,将坐浴盆放于坐浴架上,放置稳妥,检查水温。告知病人将全臀及外阴部浸泡于坐浴液中,一般持续约20min,可适当加入热液以维持水温。

（4）坐浴完毕后用无菌纱布蘸干外阴,协助病人穿好衣裤。

（5）整理用物,告知注意事项。

2. 操作评分标准

项目		技术要求	分值	得分
操作前准备	20分	用物准备:(1)物品:坐浴盆1个,30cm高坐浴架1个,无菌纱布2块,水温计1个 （2）常用溶液:0.5%~1%乳酸溶液、1%乳酸、1∶5 000高锰酸钾溶液、2%~4%碳酸氢钠溶液、1∶1 000苯扎溴铵(新洁尔灭)溶液、0.02%碘伏溶液或洁尔阴等	5	
		环境准备:室内安静、整洁,光线充足,温度、湿度适宜,酌情关闭门窗或屏风遮挡	2	
		护士准备:(1)素质要求:衣帽整洁、态度和蔼、语言流畅、面带微笑 （2）核对床号、姓名 （3）评估病人:①病情、一般状况;②会阴部卫生、皮肤情况及创面愈合情况;③配合程度 （4）向病人解释操作目的及配合要点 （5）洗手、戴口罩	8	
		病人准备:排空膀胱,适当遮挡,暴露外阴部	5	
操作步骤	60分	（1）备齐并检查用物,携用物至病人床前 （2）再次核对,做好解释工作。洗手、戴口罩 （3）根据病情(遵医嘱)按比例配制好溶液,将坐浴盆放于坐浴架上,放置稳妥,检查水温 （4）告知病人将全臀及外阴部浸泡于坐浴液中 （5）一般持续20min,可适当加入热液以维持水温 （6）坐浴完毕后用无菌纱布蘸干外阴 （7）撤去用物	5 10 10 10 10 10 5	
操作后处理	10分	（1）协助病人穿好衣裤 （2）整理用物 （3）洗手,摘口罩 （4）告知注意事项	2 2 2 4	
提问	10分	（1）坐浴的适应证有哪些 （2）坐浴的禁忌证有哪些 （3）不同适应证坐浴时所需溶液如何选择	10	
总分			100	
整体评价 （A、B、C、D为评价系数）		A. 沟通流畅、操作规范、病人舒适 B. 沟通欠流畅或操作欠规范、病人欠舒适 C. 沟通不流畅、操作欠规范、病人欠舒适 D. 无沟通、操作不规范、病人不舒适	A. 1.0~0.8 B. 0.8~0.6 C. 0.6~0.4 D. 0.4以下	

3. 注意事项

（1）坐浴液严格按比例配制,以免浓度过高造成皮肤黏膜烧伤,或浓度过低影响治疗效果。

（2）水温根据病情调制,水温过高可造成皮肤黏膜烫伤,过低可引起病人不适。根据水温的不同坐浴可分为三种:①热浴:水温 41~43℃,适用于渗出性病变及急性炎性浸润,可先熏后坐,持续 20min。②温浴:水温 35~37℃,适用于慢性盆腔炎、术前准备。③冷浴:水温在 14~15℃,刺激肌肉神经,使其张力增加,改善血液循环。用于膀胱阴道松弛及功能性无月经等,持续 2~5min 即可。同时注意保暖,防止受凉。

（3）坐浴时需将臀部及全部外阴浸泡在药液中。

（4）月经期妇女、不规则阴道流血、妊娠期及产后 7d 内禁忌坐浴。

（5）坐浴后告知病人保持会阴清洁卫生,预防感染。

（六）宫颈／阴道上药

1. 操作步骤

（1）备齐用物,核对病人,解释阴道或宫颈上药的目的及配合方法,以取得病人理解和支持。

（2）嘱病人排空膀胱,协助病人仰卧于检查床,取膀胱截石位或仰卧位,脱去近侧裤腿盖在对侧腿上,近侧腿用盖被遮盖,暴露会阴,臀下垫橡胶中单及一次性臀垫。

（3）上药前先行阴道灌洗或擦洗,用窥阴器暴露阴道、宫颈后,用无菌干棉球擦去宫颈及阴道后穹窿、阴道壁黏液或炎性分泌物,以使药物直接接触炎性组织而提高疗效。

（4）根据病情和药物的性状可采用以下四种方法:①涂擦法:用长棉签蘸取药液,均匀涂抹在阴道或宫颈病变处;②喷洒法:将药粉撒于带线大棉球上,暴露宫颈后将棉球顶塞于宫颈部,然后退出窥阴器,线尾留在阴道口外;③纳入法:栓剂、片剂、丸剂可由操作者戴无菌手套后直接放于阴道后穹窿处,或将药片用带线大棉球顶塞于宫颈部,线尾留在阴道口外;④自行放置法（指导病人自行放置）:临睡前洗净双手或戴指套,用一手食指将药片或栓剂向阴道后壁推进至食指完全伸入为止。

（5）上药结束后,协助病人穿好衣裤。

（6）整理用物,告知注意事项。

2. 操作评分标准

项目		技术要求	分值	得分
操作前准备	20分	用物准备:（1）用物:阴道灌洗用物 1 套、窥阴器 1 个、长短镊子各 1 把、无菌干棉球、无菌长棉签、带尾线大棉球或纱布,一次性无菌手套 1 副,橡胶中单 1 块、一次性臀垫 1 块 （2）常用药物:根据医嘱准备治疗药物如甲硝唑片、20%~50% 硝酸银溶液、1% 甲紫溶液、各种喷雾剂及阴道栓剂、片剂等	5	
		环境准备:室内安静、整洁,光线充足,温度、湿度适宜,酌情关闭门窗或屏风遮挡	2	
		护士准备:（1）素质要求:衣帽整洁、态度和蔼、语言流畅、面带微笑 （2）核对床号、姓名 （3）评估病人:①病情、一般状况;②会阴局部皮肤及黏膜情况;③配合程度 （4）向病人解释阴道／宫颈上药的目的及配合要点 （5）洗手、戴口罩	8	
		病人准备:排空膀胱,适当遮挡,取膀胱截石位或仰卧位,双膝屈曲向外分开,暴露外阴部	5	

续表

项目		技术要求	分值	得分
操作步骤	60分	（1）备齐并检查用物,携用物至病人床前	4	
		（2）再次核对,做好解释工作。洗手,戴口罩	6	
		（3）脱去近侧裤腿盖在对侧腿上,近侧腿用盖被遮盖,暴露会阴部	4	
		（4）臀部下垫橡胶中单及一次性臀垫	4	
		（5）上药前先行阴道灌洗或擦洗。用窥阴器暴露阴道、宫颈后,用无菌干棉球擦去宫颈及阴道后穹窿、阴道壁黏液或炎性分泌物	10	
		（6）根据病情和药物的性状可采用以下四种方法：①涂擦法：用长棉签蘸取药液,均匀涂抹在阴道或宫颈病变处；②喷洒法：将药粉撒于带线大棉球上,暴露宫颈后将棉球顶塞于宫颈部,然后退出窥阴器,线尾留在阴道口外；③纳入法：栓剂、片剂、丸剂可由操作者戴无菌手套直接放于阴道后穹窿处,或将药片用带线大棉球顶塞于宫颈部,线尾留在阴道口外；④自行放置法（指导病人自行放置）：睡前洗净双手或戴指套,用一手食指将药片或栓剂向阴道后壁推进至食指完全深入为止	30	
		（7）撤去用物	2	
操作后处理	10分	（1）协助病人穿好衣裤	2	
		（2）整理用物	2	
		（3）洗手,摘口罩	2	
		（4）告知注意事项	4	
提问	10分	（1）阴道上药有几种方法及如何进行操作（2）宫颈/阴道上药的注意事项	1C分	
总分			100	
整体评价（A、B、C、D为评价系数）		A. 沟通流畅、操作规范、病人舒适 B. 沟通欠流畅或操作欠规范、病人欠舒适 C. 沟通不流畅、操作欠规范、病人欠舒适 D. 无沟通、操作不规范、病人不舒适	A. 1.0~0.8 B. 0.8~0.6 C. 0.6~0.4 D. 0.4 以下	

3. 注意事项

（1）应用非腐蚀性药物时应转动窥阴器,使阴道四壁均能涂上药物。

（2）应用腐蚀性药物时,要注意保护好阴道壁和正常的组织,上药时应将干棉球或纱布垫于阴道后壁及阴道后穹窿,药液只涂宫颈病灶局部,避免药液下流灼伤正常组织,药液涂好后,立即如数取出所垫棉球或纱布。

（3）棉签上的棉花应捻紧,涂药时向同一方向转动,以免棉花落入阴道内难以取出。

（4）采用带尾线大棉球上药者,应告知病人于放药 12~24h 后,牵引尾线自行取出。

（5）采用纳入法上药者应在临睡前或休息时上药,以免起床后脱出,影响治疗效果。

（6）经期或阴道流血者不宜进行阴道内上药。

（7）未婚女性上药时不能使用窥阴器,应使用长棉签涂药。

【实训报告】

1. 写出妇科常用护理技术的用物准备。

2. 写出上述操作的适应证及注意事项。

【实训小结】

1. 通过本次实训课，你掌握的内容有哪些？
2. 总结护理操作中存在的问题，写出实训体会。

（李仁兰）

第二部分 学习指导

<table>
<tr><td>第一章</td><td>妇科护理病史采集与检查配合</td></tr>
</table>

【重点、难点提示】

病史采集和体格检查是疾病诊断、治疗、护理、预防和预后评估的重要依据,也是妇产科临床实践的基本技能,更是临床经验总结、提高医疗质量和进行科学研究的基础,某些情况下还是涉及医疗法律、法规的佐证。盆腔检查是妇科所特有的检查方法。由于女性生殖系统疾病常涉及病人个人及家庭的隐私,所以在进行病史采集和检查配合时必须具有良好的职业素质和医德修养,掌握妇科病史的采集方法与内容(尤其注意月经史和婚育史)、妇科检查(盆腔检查)的护理配合及注意事项。能通过分析妇科疾病常见的症状和体征判断疾病的初步诊断,提出主要护理诊断。

【复习题】

A1 型题

1. 下列**不属于**妇科病人常见临床表现的是
   A. 阴道流血   B. 白带增多   C. 腹痛
   D. 发热   E. 腹部包块

2. 下列主诉描述比较恰当的是
   A. 阴道出血   B. 阴道少量流血   C. 阴道大量出血
   D. 阴道少量流血 5d   E. 以上都不正确

3. 妇科检查时病人应采取的体位是
   A. 膝胸卧位   B. 膀胱截石位   C. 俯卧位
   D. 仰卧位   E. 半卧位

4. 妇科检查注意事项中**不妥**的是
   A. 做好心理护理   B. 检查前排尿   C. 台垫应每人更换
   D. 未婚者用肛 - 腹诊   E. 阴道出血者照常检查

5. 关于妇科检查,下列说法**错误**的是
   A. 向病人做好解释工作,消除其思想顾虑
   B. 检查前嘱病人排尿
   C. 男医生检查时需有女护士在场
   D. 对未婚妇女要做双合诊检查
   E. 检查者动作要轻柔

6. 用阴道窥器能了解的是
   A. 阴道壁软硬度　　　　B. 阴道壁黏膜有无充血　　C. 宫颈软硬度
   D. 宫颈管有无充血　　　E. 子宫大小、形状

7. 有关妇科检查准备和注意事项,下述描述**不妥**的是
   A. 检查时应认真仔细
   B. 防止交叉感染
   C. 男医生进行妇科检查,必须有女医务人员在场
   D. 检查前应导尿
   E. 未婚妇女做外阴视诊和肛 - 腹诊

8. 有关妇科双合诊检查,下列描述**错误**的是
   A. 先排空膀胱　　　　　　B. 取膀胱截石位
   C. 适用于所有妇科病人　　D. 用具消毒、防止交叉感染
   E. 是妇科最常用检查方法

9. 观察阴道壁、子宫颈的常用检查方法是
   A. 外阴检查　　　　　　B. 阴道窥器检查　　　　C. 双合诊
   D. 三合诊　　　　　　　E. 肛 - 腹诊

10. 关于双合诊检查,下列**错误**的是
    A. 双合诊是盆腔检查最常用的方法
    B. 检查前需排空膀胱
    C. 检查前应向病人做好解释工作
    D. 方法是一手戴手套,用食指、中指伸入阴道,另一手掌面向下按下腹部,双手配合进行
    E. 正常情况下,可触及输卵管、卵巢

11. 了解子宫后侧及直肠子宫陷凹的病变情况,应做的检查是
    A. 外阴视诊　　　　　　B. B 型超声　　　　　C. 阴道窥器检查
    D. 双合诊　　　　　　　E. 三合诊

12. 下列**不是**妇科检查室常规准备的物品是
    A. 阴道窥器　　　　　　B. 无菌手套　　　　　C. 产包
    D. 肥皂水　　　　　　　E. 臀垫

13. 双合诊能检查到的内容有
    A. 子宫大小、形状　　　B. 子宫附件情况　　　C. 阴道深度
    D. 宫颈软硬度　　　　　E. 以上均是

A2 型题

14. 李女士,45 岁,足月产 1 次,早产 1 次,无流产,现存子女 1 人,其生育史简写为
    A. G_2P_2　　　　　　　B. G_3P_1　　　　　C. G_2P_1
    D. G_1P_1　　　　　　　E. G_3P_2

15. 张女士,35 岁,因下腹不适住院治疗,现病人处于月经期间,**不宜**进行的检查是
    A. B 超　　　　　　　　B. 腹部检查　　　　　C. 阴道窥器检查
    D. 肛 - 腹诊　　　　　　E. 外阴视诊

16. 王女士,28 岁,主诉近 1 周来白带增多,外阴瘙痒,为明确诊断,需做妇科检查了解其白带量、颜色、性状和气味,首先应做的检查是

A. 外阴部检查　　　　　B. 阴道窥器检查　　　　　C. 双合诊

D. 三合诊　　　　　　　E. 肛 - 腹诊

17. 赵女士，17 岁，未婚，进行妇科检查时，适用的方法是

A. 阴道窥器检查　　　　B. 双合诊　　　　　　　C. 三合诊

D. 肛 - 腹诊　　　　　　E. 以上都可以

18. 刘女士，56 岁，以"卵巢肿瘤"收住院。采集病史询问生育史时，回答为足月产 1 次，流产 1 次，无早产，现存 1 个孩子。应记录为

A. 1-0-1-1　　　　　　B. 1-1-0-1　　　　　　C. 2-0-1-1

D. 1-0-1-2　　　　　　E. 1-1-1-0

19. 张女士，42 岁，自诉 2 周前发现下腹部包块，无痛感，来院就诊。双合诊检查子宫时**不能**检查到的内容是

A. 位置　　　　　　　　B. 大小　　　　　　　　C. 活动

D. 硬度　　　　　　　　E. 宫颈糜烂程度

20. 李女士，52 岁，绝经 2 年，阴道出现血性分泌物 2 个月，阴道检查发现宫颈外口轻度糜烂，触之易出血。门诊护士接诊该病人时，**不应该**做的是

A. 减轻病人焦虑心理

B. 严格遵守无菌操作规程

C. 解释治疗和护理方案及目的

D. 热情接待病人

E. 了解病人是否具有不洁性生活史，暗示得病原因

21. 王女士，女，35 岁。1 个月来出现外阴瘙痒，检查见外阴充血、肿胀，阴道分泌物无异常。评估诱因时应重点询问的是

A. 饮食习惯　　　　　　B. 卫生习惯　　　　　　C. 睡眠习惯

D. 活动习惯　　　　　　E. 职业情况

22. 刘女士，女，40 岁，因"子宫肌瘤"入院。护士在采集病史时，应重点追溯的内容是

A. 是否有早婚早育史　　　　　　B. 是否有高血压家族史

C. 是否长期使用雌激素　　　　　D. 睡眠情况

E. 饮食习惯

23. 郭女士，女性，60 岁。13 岁初潮，每 28~30d 来一次月经，每次持续 6~7d，50 岁绝经。其月经史可描述为

A. $13\dfrac{6\sim7}{28\sim30}60$　　　　B. $13\dfrac{6\sim7}{28\sim30}50$　　　　C. $13\dfrac{28\sim30}{6\sim7}60$

D. $13\dfrac{28\sim30}{6\sim7}50$　　　　E. $60\dfrac{6\sim7}{28\sim30}13$

（汤　云）

第二章　妇科常用的特殊检查及护理配合

【重点、难点提示】

妇科常用特殊检查包括生殖道细胞学检查、活组织病理检查、实验室检查、影像学检查等，可进一步了解妇科疾病的性质，对疾病的诊断、治疗和预后评估有重要意义。重点掌握阴道分泌物检查、宫颈刮片、宫颈活组织检查、诊断性刮宫、输卵管通畅检查、阴道后穹窿穿刺术的适应证、禁忌证、操作方法及护理配合，能对妇科常用特殊检查的结果进行初步分析，恰当进行心理 - 社会评估。

【复习题】

A1 型题

1. 进行宫颈刮片或阴道分泌物涂片细胞学检查时，可用的润滑剂是
   - A. 生理盐水
   - B. 肥皂水
   - C. 95% 乙醇
   - D. 0.1% 苯扎溴铵液
   - E. 液状石蜡

2. 进行宫颈刮片时**不需要**的物品是
   - A. 玻片
   - B. 吸管
   - C. 刮板
   - D. 95% 乙醇
   - E. 病理检查申请单

3. 能直视子宫、双侧附件有无异常的检查方法是
   - A. 阴道窥器检查
   - B. 阴道镜检查
   - C. 子宫镜检查
   - D. 腹腔镜检查
   - E. 超声检查

4. 目前宫颈癌普查的主要方法是
   - A. 阴道镜检查
   - B. 阴道脱落细胞检查
   - C. 宫颈刮片检查
   - D. 子宫内膜检查
   - E. 宫颈活组织检查

5. 用于宫颈刮片标本固定的溶液是
   - A. 0.9% 氯化钠
   - B. 1% 氢氧化钠
   - C. 10% 氢氧化钠
   - D. 75% 乙醇
   - E. 95% 乙醇

6. 阴道后穹窿穿刺的用物准备**不包括**
   - A. 宫颈钳
   - B. 2.5% 碘酒
   - C. 50% 酒精
   - D. 22 号腰穿针
   - E. 2ml 注射器

7. 关于妇科常用特殊检查，下列叙述正确的是
   - A. 阴道侧壁涂片可找活动的滴虫

B. 基础体温测定是指卧床测腋下体温 5min

C. 输卵管通畅检查宜选择在月经干净后 14d 内进行

D. 诊断性刮宫用于诊断功能失调性子宫出血,兼有治疗作用

E. 宫颈活组织检查,嘱病人 6h 后将压迫止血的纱球自阴道取出

A2 型题

8. 章女士,36 岁,阴道分泌物增多半年,近来出现血性白带。妇科检查:宫颈重度糜烂,触之易出血,子宫正常大小,附件(-),为排除宫颈癌,首选的检查是

　　A. 阴道分泌物悬滴检查　　B. 宫颈活检　　　　　　C. 宫颈碘试验

　　D. 宫颈刮片细胞学检查　　E. 宫腔镜检查

9. 李女士,32 岁,结婚 3 年未孕,护士指导其基础体温测量方法,正确的是

　　A. 每晚睡前测量

　　B. 测腋下体温

　　C. 可隔日测量

　　D. 夜班时于休息后 2h 再测

　　E. 有感冒、发热或用药治疗等情况在体温单上注明

10. 王女士,38 岁,因"性交后阴道出血 10d"来院就诊,阴道窥器检查发现宫颈糜烂病变,下列最具诊断价值的检查是

　　A. 宫颈刮片　　　　　　　　　　B. 宫颈或颈管活组织检查

　　C. 宫颈黏液检查　　　　　　　　D. 阴道侧壁涂片

　　E. 诊断性刮宫

11. 刘女士,35 岁,外阴瘙痒,白带呈稀薄泡沫状,疑为"滴虫性阴道炎",为确诊行阴道分泌物悬滴检查,最佳的悬液是

　　A. 蒸馏水　　　　　　B. 10% 氢氧化钠　　　　C. 95% 乙醇

　　D. 0.1% 苯扎溴铵液　　E. 生理盐水

12. 赵女士,39 岁,行阴道侧壁涂片检查时,要求在检查前多少小时禁性生活、阴道冲洗及上药

　　A. 8　　　　　　　　　B. 10　　　　　　　　　C. 12

　　D. 24　　　　　　　　E. 48

13. 张女士,26 岁,因"外阴严重瘙痒 7d"来院就诊,阴道检查白带呈凝乳状,疑为"外阴阴道假丝酵母菌病",下列可以确诊该病的检查方法是

　　A. 宫颈刮片　　　　　　　　　　B. B 超检查

　　C. 阴道镜检查　　　　　　　　　D. 宫腔镜检查

　　E. 阴道分泌物悬滴法检查

14. 王女士,40 岁,因"继发性进行性痛经 2 年"来院就诊,下列可帮助确诊的检查方法是

　　A. B 超检查　　　　　　B. 阴道镜检查　　　　　C. 腹腔镜检查

　　D. 宫腔镜检查　　　　　E. 阴道后穹窿穿刺

15. 李女士,35 岁,因"停经 52d,下腹剧痛 1h"来院就诊,检查脸色苍白,血压 80/50mmHg,心率 110 次/min,下列可用来确诊的简单可靠的检查方法是

　　A. 双合诊　　　　　　　B. 宫腔镜检查　　　　　C. 阴道镜检查

　　D. 腹腔镜检查　　　　　E. 阴道后穹窿穿刺

A3 型题

（16~18 题共用题干）

刘女士，29 岁，已结婚 4 年未孕，初诊为原发性不孕。男方已查无异常，女方行盆腔检查也未发现异常。

16. 若需检查病人的卵巢排卵功能，下列检查方法**不适合**的是
    A. 宫颈黏液检查　　　　B. 诊断性刮宫　　　　C. 阴道脱落细胞检查
    D. 基础体温测定　　　　E. 子宫输卵管碘油造影

17. 护士指导病人测定基础体温的方法，下列**不恰当**的是
    A. 从月经开始之日起测
    B. 每晚睡前将体温表甩至 36℃以下备用
    C. 清晨醒后未做任何活动前测量
    D. 卧床测口腔体温 3~5min
    E. 需连续测 1 个月经周期

18. 若需要做输卵管通液术，下列**不正确**的是
    A. 时间应在月经前 3~7d 内进行
    B. 术前 30min 注射阿托品 0.5mg 解痉
    C. 用 20ml 温热无菌生理盐水或加入抗炎药
    D. 操作完毕后应观察 30min
    E. 术后 2 周内禁止盆浴和性生活

（韩　琦）

第三章　女性生殖系统炎症病人的护理

【重点、难点提示】

女性生殖系统炎症是妇女常见疾病,各年龄阶段女性均可发病,以生育期妇女最多见。

1. **女性生殖系统在解剖和生理方面具有较强的自然防御功能**　双侧大阴唇自然合拢、阴道口闭合、阴道前后壁紧贴、宫颈内口紧闭,可以防止外界感染;宫颈阴道部覆盖复层鳞状上皮,子宫内膜周期性剥脱,具有较强的防御损伤和清除感染的能力;阴道乳杆菌分解糖原为乳酸维持阴道酸性环境(pH 为 4~5),可抑制大多数病原体的生长繁殖。由于阴道与尿道、肛门邻近,又是性交、分娩及各种宫腔操作的必经之道,容易受到损伤及外界病原体的感染。常见感染途径:①沿生殖道黏膜上行蔓延;②经淋巴系统蔓延;③经血液循环播散;④直接蔓延。

2. **外阴炎**　常见的外阴炎有非特异性外阴炎和前庭大腺炎。非特异性外阴炎是指外阴部皮肤与黏膜的炎症,表现为外阴部瘙痒、灼热感、疼痛,治疗原则是查找病因、消除刺激来源。前庭大腺炎是指病原体侵入前庭大腺而引起的炎症,前庭大腺感染时常先累及腺管,腺管口因炎症充血、水肿而阻塞,脓液积存形成前庭大腺脓肿,急性炎症消退后,腺管口粘连堵塞,分泌物不能排出,脓液逐渐转清则形成前庭大腺囊肿,脓肿形成或囊肿较大时可切开引流和行造口术,囊肿小、无症状者不需处理。外阴炎的护理要点:①加强卫生知识宣教,使病人了解外阴炎的发病特点,纠正不良卫生习惯,保持外阴清洁、干燥,穿透气性好的棉质内裤。②治疗期间忌饮酒及进食辛辣刺激性的食物,局部严禁搔抓、热水洗烫等,勿用刺激性药物,避免外阴破溃合并细菌感染。

3. **阴道炎**　常见的阴道炎有滴虫阴道炎、外阴阴道假丝酵母菌病、萎缩性阴道炎、细菌性阴道病。①滴虫阴道炎由阴道毛滴虫引起,主要通过性生活直接传播,分泌物呈灰黄色、稀薄泡沫状。护理要点是指导病人口服甲硝唑,局部用 1% 乳酸或 0.1%~0.5% 醋酸阴道灌洗或坐浴后阴道放置甲硝唑。强调治愈标准:治疗后检查滴虫阴性者,仍应每次月经后复查白带,连续 3 个月检查均阴性为治愈。②外阴阴道假丝酵母菌病的病原体为白假丝酵母菌,属条件致病菌,正常情况下存在于人体口腔、肠道、阴道黏膜,因菌量极少,并不引起症状,当机体免疫力下降或阴道酸性增强时发病(如妊娠、糖尿病、长期使用抗生素、使用免疫抑制剂等),主要感染方式是自身感染,分泌物呈白色凝乳状或豆渣样。护理要点是指导病人用 2%~4% 碳酸氢钠溶液坐浴或阴道灌洗后,使用康唑类药物全身和局部治疗。③萎缩性阴道炎是卵巢功能衰退,雌激素水平低下,局部抵抗力降低,病原体大量繁殖或入侵引起炎症,主要症状为外阴灼热不适、瘙痒及阴道分泌物增多。护理要点是指导病人用 1% 乳酸或 0.5% 醋酸液灌洗阴道后局部用抗生素,针对病因,遵医嘱补充雌激素。④细菌性阴道病是阴道内菌群失调所致的一种混合感染,主要表现为阴道分泌物增多,分泌物特点为均匀一致,稀薄,灰白色,常黏附于阴道壁,有鱼腥臭味。护理要点是指导病人遵医嘱规范用药,注意个人卫生,保持外阴清洁、干燥,不穿化纤内裤和紧身衣,勿用刺激性或碱性药液频繁清洗外阴、阴道。

4. 宫颈炎症　多见于生育年龄妇女,临床以慢性宫颈炎多见,多因分娩、流产或手术损伤宫颈后,病原体侵入而引起感染,或急性宫颈炎未彻底治疗迁延所致。常见的病理改变有:慢性宫颈管黏膜炎、宫颈肥大、宫颈息肉,主要表现是白带增多。以局部物理治疗为主,护理要点包括:①治疗前需做宫颈刮片细胞学检查排除早期宫颈癌。②向病人说明物理治疗的注意事项。③指导已婚妇女每年进行1~2次妇科检查,发现宫颈炎症积极接受治疗,避免分娩时或宫腔手术操作时损伤宫颈,产后发现宫颈裂伤应及时缝合。

5. 盆腔炎　是指女性内生殖器及其周围的结缔组织、盆腔腹膜发生的炎症,最常见的是输卵管炎及输卵管卵巢炎。急性盆腔炎多发生于产后或流产后感染、宫腔内手术操作后感染、经期卫生不良、感染性传播疾病、邻近器官炎症蔓延等,主要表现为下腹痛伴发热,阴道分泌物增多,呈脓性。护理要点是遵医嘱输液,给予足量有效抗生素,注意观察输液反应和药物副作用。对抗生素治疗炎症控制不满意的输卵管卵巢脓肿和盆腔脓肿的手术病人,做好术前准备、术中配合和术后护理,护理要点是做好卫生宣教,注意个人卫生,养成良好的卫生习惯,特别注意经期卫生和性生活卫生,节制性生活,以防反复感染,加重病情;加强营养,注意劳逸结合,坚持锻炼身体以增强体质和免疫力;及时治疗盆腔炎性疾病,防止后遗症发生。

【复习题】

A1 型题

1. 生育年龄女性最常见的生殖系统炎症是
    A. 外阴炎　　　　　　　B. 滴虫性阴道炎　　　　　C. 外阴阴道假丝酵母菌病
    D. 慢性宫颈炎　　　　　E. 盆腔炎

2. 阴道内有大量泡沫样白带,常见于
    A. 滴虫性阴道炎　　　　　　　　　　B. 外阴阴道假丝酵母菌病
    C. 萎缩性阴道炎　　　　　　　　　　D. 慢性宫颈炎
    E. 慢性盆腔炎

3. 外阴阴道假丝酵母菌病阴道分泌物的典型特点是
    A. 淡黄脓性　　　　　　B. 稀薄泡沫状　　　　　　C. 凝乳状或豆渣样
    D. 黄色水样　　　　　　E. 血性

4. 有关滴虫阴道炎的叙述,正确的是
    A. 阴道酸度高的妇女易发病
    B. 发病率低于外阴阴道假丝酵母菌病
    C. 以外阴奇痒为主要症状
    D. 阴道黏膜充血,有散在的出血点
    E. 局部用药可彻底消灭滴虫,不易复发

5. 为外阴阴道假丝酵母菌病病人进行阴道灌洗时,宜选择的药液是
    A. 生理盐水　　　　　　B. 1∶5 000 高锰酸钾　　　C. 0.5% 醋酸
    D. 1% 乳酸　　　　　　E. 2%~4% 碳酸氢钠

6. 正常育龄妇女阴道 pH 维持在

A. 2~3　　　　　　　B. 3~4　　　　　　　C. 4~5

D. 5~6　　　　　　　E. 6~7

7. 引起外阴阴道假丝酵母菌感染的因素**不包括**

A. 器官移植　　　　　B. 妊娠　　　　　　　C. 长期应用抗生素

D. 糖尿病　　　　　　E. 雌激素缺乏

8. 患外阴阴道假丝酵母菌病的孕妇,应局部治疗至妊娠

A. 4个月　　　　　　B. 5个月　　　　　　C. 6个月

D. 7个月　　　　　　E. 8个月

9. 下列**不属于**萎缩性阴道炎临床特点的是

A. 外阴瘙痒、灼热感　　　　　　B. 白带增多,呈黄水样

C. 严重者白带呈脓血性　　　　　D. 阴道黏膜可见白色膜状物

E. 阴道黏膜充血,上皮菲薄

10. 与滴虫阴道炎的临床特点**不相符**的是

A. 外阴部瘙痒　　　　　　　　　B. 泡沫状白带

C. 小阴唇内侧附着白色膜状物　　D. 阴道黏膜充血,有散在红色斑点

E. 经期后自觉症状加重

11. 有关滴虫阴道炎治疗期间的注意事项,**不妥**的是

A. 治疗期间避免性交

B. 白带检查阴性为治愈

C. 已婚男女性伴侣同时治疗

D. 内裤及洗涤用的毛巾煮沸 5~10min 消灭病原体

E. 哺乳期服用甲硝唑者不宜哺乳

12. 关于外阴阴道假丝酵母菌病的描述,正确的是

A. 多见于长期应用孕激素者

B. 妊娠与非妊娠妇女发病率相同

C. 主要症状是外阴奇痒,白带呈豆渣样

D. 长期应用广谱抗生素者不易发病

E. 可用酸性溶液进行阴道灌洗

13. 萎缩性阴道炎行阴道灌洗常用的药液是

A. 1% 乳酸　　　　　B. 2%~4% 碳酸氢钠　　　C. 0.1% 苯扎溴铵

D. 0.1% 呋喃西林　　E. 生理盐水

14. 滴虫阴道炎的治愈标准为

A. 月经干净后复查 1 次为阴性

B. 每次月经干净后复查,连续 2 次为阴性

C. 每次月经干净后复查,连续 3 次为阴性

D. 每次月经干净后复查,连续 4 次为阴性

E. 每次月经干净后复查,连续 5 次为阴性

15. 外阴阴道假丝酵母菌病病人咨询内裤处理方法,下列合适的是

A. 食醋浸洗　　　　　B. 日光曝晒　　　　　C. 煮沸

D. 紫外线消毒　　　　E. 保持干燥

16. 对滴虫阴道炎病人进行健康指导时,描述正确的是
    A. 性生活后行阴道分泌物检查效果更好
    B. 哺乳期妇女口服甲硝唑不影响哺乳
    C. 2%碳酸氢钠坐浴后阴道用药效果更好
    D. 性生活不受影响
    E. 治疗期间禁止进入公共游泳池

17. 有关慢性宫颈炎的治疗,不妥的是
    A. 子宫颈锥形切除是常用方法
    B. 物理疗法是目前疗程短、疗效好的方法
    C. 糜烂面小可选用硝酸银局部腐蚀
    D. 宫颈息肉可用手术治疗
    E. 治疗原则是使柱状上皮脱落,由新生鳞状上皮替代

A2 型题

18. 霍女士,25 岁,未婚,自述外阴部瘙痒,护士应建议她
    A. 到医院检查
    B. 用 2%碳酸氢钠溶液清洗外阴
    C. 局部涂抹抗生素软膏
    D. 口服氯苯那敏等药物
    E. 用 1∶5 000 高锰酸钾溶液坐浴

19. 王女士,患滴虫阴道炎,准备用自助冲洗器灌洗阴道,护士应告知她选用的醋酸溶液浓度为
    A. 2%   B. 1%   C. 0.5%
    D. 3%   E. 4%

20. 林女士,37 岁,已婚,近 3d 感外阴瘙痒,考虑外阴炎,有关外阴炎的描述,不妥的是
    A. 穿紧身化纤内裤可诱发
    B. 经常与慢性盆腔炎并存
    C. 糖尿病病人糖尿刺激可诱发
    D. 主要症状为外阴瘙痒、疼痛、灼热
    E. 局部有充血、糜烂、湿疹、抓痕

21. 孙女士,35 岁,主诉外阴疼痛肿胀,坐位时左侧更甚。妇科检查:左侧大阴唇处有一1cm×2.5cm×2cm 脓肿,压痛明显,有波动感,诊断为前庭大腺脓肿,切开引流。术后护士对病人采取的护理措施不妥的是
    A. 保持外阴清洁   B. 注意体温变化   C. 外阴擦洗每日 2 次
    D. 观察引流液性状   E. 嘱病人绝对卧床休息

22. 李女士,36 岁,临床诊断为"滴虫阴道炎",护士对病人进行健康教育时不恰当的内容是
    A. 甲硝唑用药期间及停药 24h 内禁止饮酒
    B. 性伴侣同时进行治疗
    C. 可导致不孕
    D. 连续 3 次月经干净后复查阴道分泌物中滴虫均为阴性为治愈

E. 2%~4%碳酸氢钠溶液灌洗阴道后塞入甲硝唑效果更好

23. 王女士,32岁,已婚,因肺部感染用抗生素2周,近日出现外阴瘙痒,阴道内有白色豆渣样白带,且阴道黏膜有白色膜状物。该病人最可能的疾病是

    A. 滴虫阴道炎   B. 外阴阴道假丝酵母菌病

    C. 宫颈炎   D. 盆腔炎

    E. 外阴炎

24. 林女士,55岁,绝经4年,白带增多伴外阴瘙痒2周。妇科检查:阴道上皮萎缩变薄,有充血糜烂,宫颈刮片未发现恶性肿瘤细胞。诊断为萎缩性阴道炎。对该病人的护理措施**不妥**的是

    A. 用酸性溶液灌洗阴道增加阴道酸度

    B. 用大剂量雌激素阴道给药增加阴道抵抗力

    C. 顽固病例可口服尼尔雌醇

    D. 保持外阴清洁干燥

    E. 发现异常及时到医院检查

25. 某工厂女性员工中滴虫阴道炎发病率很高,为预防其传播,下列措施**不必要**的是

    A. 预防性服用甲硝唑   B. 改盆浴为淋浴

    C. 改坐式马桶为蹲厕   D. 相互不借用浴巾

    E. 积极治疗病人及带虫者

26. 赵女士,62岁,近半个月来阴道流黄水样分泌物,有时带血,经检查排除恶性肿瘤,最可能的诊断是

    A. 滴虫性阴道炎   B. 萎缩性阴道炎   C. 宫颈糜烂

    D. 宫颈息肉   E. 子宫内膜炎

27. 解女士,35岁,近几天感到外阴瘙痒,白带增多,呈稀薄状且有腥臭味,应建议她到医院做

    A. 阴道窥器检查   B. 宫颈刮片   C. 宫颈管涂片

    D. 阴道侧壁涂片   E. 阴道分泌物检查

28. 一围绝经期妇女,在接受大量雌激素治疗期间外阴奇痒和灼痛,分泌物增多,呈白色豆渣样。下列局部处理措施,最为适宜的是

    A. 1%乳酸溶液阴道灌洗   B. 0.5%醋酸溶液阴道灌洗

    C. 1:5 000高锰酸钾溶液坐浴   D. 2%碳酸氢钠溶液阴道灌洗

    E. 生理盐水阴道灌洗

29. 李女士,35岁,已婚。白带增多,外阴瘙痒7d,分泌物中找到阴道毛滴虫。护士应指导病人在阴道内放置的药物是

    A. 磺胺类药物   B. 雌激素   C. 甲硝唑栓剂

    D. 克霉唑栓剂   E. 制霉菌素片

30. 吴女士,34岁,已婚,有2次人工流产史,在妇科疾病普查时被诊断为慢性宫颈炎,该病的主要临床症状是

    A. 腰骶部疼痛   B. 白带增多   C. 不孕

    D. 月经失调   E. 下腹坠痛

31. 孙女士,32岁,已婚。自诉近2次性生活后有少量阴道出血。妇科检查:见宫颈口突

出 2 个色鲜红、易出血、质软而脆、有细蒂与宫颈相连的如黄豆样大小的组织,应考虑

    A. 宫颈柱状上皮异位　　B. 宫颈息肉　　　　　　C. 宫颈肥大

    D. 宫颈管炎　　　　　　E. 宫颈腺体囊肿

32. 吴女士,34 岁,已婚,有 2 次人工流产史,在妇科疾病普查时被诊断为慢性宫颈炎,拟行物理治疗,物理治疗的时间应选择在月经干净后

    A. 1~2d　　　　　　　　B. 3~7d　　　　　　　　C. 8~9d

    D. 10~14d　　　　　　　E. 15d 以后

33. 潘女士,32 岁,尚未生育,体检时发现慢性宫颈炎,针对该病人最合适的处理是

    A. 门诊随访观察　　　　　　　　B. 局部药物治疗

    C. 口服抗生素　　　　　　　　　D. 宫颈锥切术

    E. 排除早期宫颈癌后进行物理治疗

34. 李女士,35 岁,白带增多半年,近来出现性交后出血,妇科检查宫颈充血、水肿,附件未见异常,为排除宫颈癌,首选的检查项目是

    A. 阴道分泌物悬滴法检查　　　　B. 宫颈活检

    C. 宫颈碘试验　　　　　　　　　D. 宫颈刮片细胞学检查

    E. 宫腔镜检查

35. 胡女士,32 岁,慢性宫颈炎物理治疗后,护士指导其禁止性交和盆浴的时间是

    A. 2 周　　　　　　　　B. 4 周　　　　　　　　C. 5 周

    D. 8 周　　　　　　　　E. 10 周

36. 李女士,28 岁,已婚,G₃P₁,主诉劳累后感腰骶部坠痛,诊断为盆腔炎性疾病后遗症,关于盆腔炎性疾病后遗症的描述,**不恰当**的是

    A. 一般不影响受孕

    B. 常有月经失调、经量增多及痛经

    C. 下腹部腰骶部酸痛,劳累、月经期加重

    D. 可有神经衰弱症状

    E. 大多数因急性盆腔炎治疗不彻底迁延所致

37. 李女士,28 岁,已婚,G₃P₁,主诉劳累后感腰骶部坠痛,诊断为盆腔炎性疾病后遗症,以下护理措施中**不妥**的是

    A. 嘱病人休息时取半坐卧位

    B. 指导病人坚持服用抗生素治疗

    C. 增加营养,适度锻炼身体

    D. 关心病人,解除思想顾虑

    E. 治疗时宜采取综合治疗方法

A3/A4 型题

（38~41 题共用题干）

林女士,26 岁,46d 前药物流产,1 周前行清宫术,近 2d 感下腹部坠痛伴里急后重感,外阴脓性分泌物。查体:腹部压痛、反跳痛,宫颈举痛。

38. 该病人最可能的临床诊断是

    A. 急性阴道炎　　　　　B. 慢性宫颈炎　　　　　C. 急性盆腔炎

    D. 急性阑尾炎　　　　　E. 异位妊娠

39. 该病主要的治疗方法是
    A. 卧床休息   B. 物理治疗
    C. 抗生素治疗   D. 手术治疗
    E. 中药活血化瘀和清热解毒

40. 该病的可能传播途径是
    A. 血液循环播散   B. 淋巴系统蔓延   C. 直接蔓延
    D. 沿生殖道上行蔓延   E. 间接传播

41. 该病人宜采取的体位是
    A. 平卧位   B. 半卧位   C. 俯卧位
    D. 端坐位   E. 膀胱截石位

（42~43 题共用题干）

李女士，38 岁，1-0-2-1，普查时发现宫颈表面充血明显、凹凸不平，行宫颈刮片细胞学检查未见癌细胞。

42. 对该病人的最佳治疗方法是
    A. 阴道灌洗   B. 宫颈切除   C. 局部用消炎药
    D. 物理治疗   E. 口服抗生素

43. 如选用物理疗法，对该病人进行健康指导时**不正确**的是
    A. 做物理治疗前先排除宫颈癌
    B. 术后 1 个月，局部脱痂时可有少量出血
    C. 指导病人保持外阴清洁
    D. 术后 2 个月内禁性生活和盆浴
    E. 2 次月经干净后复查

（44~47 题共用题干）

张女士，43 岁，自述白带增多，外阴瘙痒伴灼热感 1 周。妇科检查见阴道黏膜充血，有散在红色斑点，白带呈泡沫状，灰黄色，质稀薄，有腥臭味。

44. 该病人最可能的临床诊断是
    A. 滴虫阴道炎   B. 外阴阴道假丝酵母菌病
    C. 萎缩性阴道炎   D. 慢性宫颈炎
    E. 慢性盆腔炎

45. 适宜阴道毛滴虫生长、繁殖的阴道 pH 为
    A. 3.5~4.0   B. 4.2~5.0   C. 5.2~6.6
    D. 6.8~7.2   E. 7.5~8.0

46. 告知此病人该病治愈的标准是治疗后
    A. 无自觉症状，白带量不多
    B. 在 1 次月经后复查白带阴性
    C. 1 个疗程后复查白带阴性
    D. 在每次月经后复查白带连续 3 次阴性
    E. 在 2 次月经后复查白带连续 2 次阴性

47. 在本病的预防中,**不正确**的是
    A. 及时发现和治疗病人
    B. 医疗单位注意消毒隔离,防止交叉感染
    C. 注意合理使用抗生素和雌激素
    D. 被褥、内裤等要勤换,用开水烫或煮沸
    E. 改善公共卫生设施,切断传染途径

（48~50题共用题干）

郭女士,35岁,已婚,白带增多伴外阴瘙痒。妇科检查发现阴道黏膜充血,白带稠厚,呈豆渣样。

48. 该病人最可能的诊断为
    A. 急性盆腔炎　　　　B. 淋病　　　　　　C. 慢性宫颈炎
    D. 外阴阴道假丝酵母菌阴道病　　　　　　E. 滴虫阴道炎

49. 为确定诊断,首选的辅助检查是
    A. 诊断性刮宫　　　B. 阴道分泌物检查　　C. 阴道脱落细胞检查
    D. B超检查　　　　E. 尿常规检查

50. 局部治疗阴道放药应放在
    A. 阴道口　　　　　B. 阴道后穹窿部　　　C. 阴道后壁
    D. 阴道前壁　　　　E. 放在阴道任何部位

（51~54题共用题干）

张女士,35岁,阴道分泌物增多伴轻度外阴瘙痒1周。妇科检查见分泌物呈灰白色,均匀一致,有鱼腥臭味,黏附于阴道壁,阴道黏膜无充血。

51. 对该病人进行妇科检查时,正确的操作是
    A. 取分泌物前先用新洁尔灭冲洗外阴
    B. 采用肥皂液润滑窥阴器
    C. 取分泌物检查前不做双合诊
    D. 取分泌物直接在显微镜下寻找致病菌
    E. 一般不做分泌物细菌定性培养

52. 该病人最可能的临床诊断是
    A. 滴虫阴道炎　　　　　　　B. 外阴阴道假丝酵母菌病
    C. 细菌性阴道病　　　　　　D. 子宫颈炎
    E. 非特异性外阴炎

53. 与该病有关的诱发因素是
    A. 长期应用抗生素　　B. 绝经后期　　　　C. 脚部感染真菌
    D. 盆浴　　　　　　　E. 性交频繁

54. 关于该病人的治疗,**不正确**的是
    A. 应查出诱发因素以消除诱因　　B. 首选甲硝唑治疗
    C. 应选用广谱抗生素　　　　　　D. 性伴侣不需常规治疗
    E. 治疗后无症状者不需常规随访

（程瑞峰）

【重点、难点提示】

性传播疾病是指以性接触为主要传播途径的一组传染性疾病,我国重点监测 8 种性病:淋病、梅毒、非淋病菌性尿道炎、尖锐湿疣、生殖器疱疹、软下疳、性病性淋巴肉芽肿和艾滋病。

1. 淋病　由淋病奈瑟菌感染引起,其发病率居我国性传播疾病首位,绝大多数通过性交直接传染,以泌尿生殖系统化脓性感染为主要临床表现,合并妊娠易发生胎膜早破、胎儿窘迫、胎儿生长受限、新生儿淋菌性结膜炎等。主要护理措施是指导病人遵循尽早、彻底、及时、足量、规范用药的原则,首选药物为头孢曲松钠。教会病人做好消毒隔离,病人内裤、浴盆、毛巾应煮沸 5~10min,病人所接触的物品及器具用 1% 苯酚溶液浸泡。治疗后 7d 复查分泌物,以后每月复查一次,连续 3 次阴性方能确定治愈。性伴侣做淋病相关检查,应同时接受治疗。

2. 梅毒　由苍白密螺旋体引起的慢性全身性的性传播疾病,性接触是最主要的传播途径,占95%,早期主要表现为皮肤黏膜损害,晚期侵犯心血管、神经系统等重要器官,患梅毒的孕妇能通过胎盘将螺旋体传给胎儿,引起晚期流产、早产、死产或分娩先天梅毒儿。主要护理措施是向病人讲解规范治疗的必要性,首选青霉素治疗。治疗期间禁止性交,性伴侣同时进行检查和治疗,治疗后进行随访。第 1 年每 3 个月复查 1 次,以后每半年复查 1 次,连续复查2~3 年。

3. 尖锐湿疣　由人乳头瘤病毒(HPV)感染引起的鳞状上皮疣状增生病变的性传播疾病,HPV 主要经性交直接传播,新生儿可通过患病母亲的产道感染,病灶特征为在外阴、阴道壁及宫颈等处可见散在或呈簇状增生的粉色或白色乳头状疣,病灶增大后互相融合形成鸡冠状或菜花状。主要护理措施是指导病人用物理及手术方法去除疣体,待创面愈合后再采用药物局部治疗。加强性知识教育,避免混乱的性关系,注意性生活卫生。病人接触过的衣物、生活用品要及时消毒,严格隔离,防止交叉感染。WHO 推荐性伴侣进行尖锐湿疣检查及治疗,性生活推荐使用避孕套。

4. 生殖器疱疹　由单纯疱疹病毒(HSV)引起的性传播疾病,主要通过性交传播,主要表现外阴及肛周丘疹,单簇或散在多簇,继之形成水疱。主要护理措施是指导病人遵医嘱服用抗病毒药物,用药后应注意药物疗效和不良反应。向育龄病人解释新生儿 HSV 感染的危险性,加强孕前指导。给予病人性伴侣正确咨询和指导,并教会安全套的使用方法及注意事项。

5. 获得性免疫缺陷综合征　由人类免疫缺陷病毒(HIV)引起的性传播疾病,又称艾滋病,其传播途径有:①经性接触直接传播:包括同性接触及异性接触;②经血液传播:见于吸毒者共用注射器,接受 HIV 感染的血液、血制品、体液等;③垂直传播:孕妇感染 HIV 能通过胎盘传染给胎儿,或分娩时经软产道及出生后母乳喂养感染新生儿。艾滋病病人早期常无明显异常,部分病人有原因不明的淋巴结肿大,晚期表现为全身性、进行性病变(机会性感染、恶性肿瘤等)。目前艾滋病无特效治疗药物,多为对症治疗。主要护理措施是指导病人积极配合诊治,根据病人的病情给予有效的处理,观察病人的病情变化情况,注意免疫功能检查及病毒载量的测定。

【复习题】

A1 型题

1. 发病率居我国性传播疾病之首的是
   - A. 梅毒
   - B. 尖锐湿疣
   - C. 淋病
   - D. 单纯疱疹
   - E. 获得性免疫缺陷综合征

2. 对淋病奈瑟菌具有抵抗力的是
   - A. 潮湿
   - B. 高温
   - C. 肥皂
   - D. 消毒剂
   - E. 干燥

3. 淋病的潜伏期为
   - A. 24h
   - B. 1~2d
   - C. 3~7d
   - D. 10~15d
   - E. 20~30d

4. 关于淋病的临床特点,**不正确**的是
   - A. 主要症状是尿频、尿急、尿痛,白带增多
   - B. 白带通常为稀薄泡沫状
   - C. 有脓性分泌物自宫颈口流出
   - D. 可有外阴部红肿疼痛
   - E. 可以通过污染衣物、马桶等间接传播

5. 治疗急性淋病的首选药物是
   - A. 头孢曲松钠
   - B. 诺氟沙星
   - C. 庆大霉素
   - D. 四环素
   - E. 甲硝唑

6. 关于淋病的治疗,下列**不正确**的是
   - A. 治疗原则是尽早、彻底、及时、足量、规范用药
   - B. 首选药物以第三代头孢菌素为主
   - C. 性伴侣需同时接受治疗
   - D. 淋病产妇所娩新生儿应及时应用1%硝酸银滴眼液以防淋菌性结膜炎
   - E. 治疗结束后检查淋菌阴性即可确定为治愈

7. 尖锐湿疣的病原体是
   - A. 单纯疱疹病毒
   - B. 淋病奈瑟菌
   - C. 乙型溶血性链球菌
   - D. 人乳头瘤病毒
   - E. 苍白密螺旋体

8. 尖锐湿疣的主要传播途径是
   - A. 医疗器具
   - B. 肌肤接触
   - C. 性交直接传播
   - D. 污染的衣物
   - E. 污染的浴具

9. 针对尖锐湿疣**不恰当**的处理措施是

A. 以局部用药为主

B. 大的尖锐湿疣可行手术切除

C. 治疗期间禁止性生活

D. 可用冷冻治疗，CO_2 激光治疗

E. 孕妇无须治疗，选择剖宫产终止妊娠

10. 梅毒的潜伏期为

A. 7~10d　　　　　B. 2~4 周　　　　　C. 5~6 周

D. 7~8 周　　　　　E. 9~10 周

11. 对梅毒病人处理原则，**不恰当**的是

A. 治疗期间性生活无禁忌

B. 首选青霉素，用药足量，疗程规则

C. 治疗后定期随访，连续 2~3 年

D. 临床治愈为各种损害消退，症状消失

E. 血清学治愈为梅毒血清学试验阴性，脑脊液检查阴性

A2 型题

12. 王女士，26 岁，白带呈黄色脓性，有尿急、尿痛、排尿困难。妇科检查：外阴、阴道及尿道口红肿充血，从阴道前壁压迫尿道及尿道旁腺有脓液外溢，该病人最可能的临床诊断是

A. 外阴炎　　　　　B. 尖锐湿疣　　　　　C. 淋病

D. 前庭大腺炎　　　E. 急性宫颈炎

13. 刘女士，26 岁，因"尖锐湿疣"来院就诊，护士向她讲解正规治疗的要求时，告诫她不坚持规范治疗的后果是

A. 以后可能会影响生育功能

B. 可能因此引起急性盆腔炎

C. 发生宫颈癌的风险增加

D. 可引起外阴白癜风

E. 可并发病毒性肝炎

14. 吴女士，32 岁，护士正在向其讲解获得性免疫缺陷综合征的传播途径，在其传播途径中，**不包括**

A. 性接触　　　　　B. 握手　　　　　C. 妊娠

D. 分娩　　　　　　E. 输血

（莫洁玲）

第五章　妇科手术病人的一般护理

【重点、难点提示】

　　妇科腹部手术依据急缓程度可分为择期手术、限期手术和急症手术 3 种。按手术范围区分主要有剖腹探查术、附件切除术、次全子宫切除术、全子宫切除术、次全子宫及附件切除术、全子宫及附件切除术、子宫根治术等。其中子宫切除术也可经由阴道实施。术前备皮范围为上自剑突下，两侧至腋中线，下至大腿上 1/3 及外阴部皮肤，特别注意脐部清洁，术后体位如硬膜外麻醉术后应去枕平卧 6~8h；蛛网膜下腔麻醉去枕平卧 12h；全身麻醉术后去枕平卧，头偏向一侧，防止呕吐物、分泌物呛入气管，引起窒息或吸入性肺炎。

　　外阴、阴道手术是妇科常见手术，如外阴癌根治术、前庭大腺脓肿切开引流术、处女膜切开术、会阴裂伤修补术、经阴道子宫切除术、阴道成形术、尿瘘修补术等。其与腹部手术的不同之处在于其手术部位神经血管较为丰富，前方有尿道，后方邻近肛门等特点，导致病人容易出现与疼痛、感染和出血等相关的护理问题，由于手术部位涉及女性生殖系统，隐私性强，故对病人的心理问题也应予重视。术前备皮范围为上自耻骨联合上 10cm，下至会阴部、肛门周围、腹股沟和大腿上 1/3 处。剃去阴毛，并洗净皮肤。

【复习题】

A1 型题

1. 妇科腹部手术的备皮范围应是

　　A. 上自剑突下，两侧至腋中线，下达阴阜和大腿上 1/3 处

　　B. 上自脐部，两侧至腋中线，下达阴阜和大腿上 1/3 处

　　C. 上自剑突下，两侧至腋前线，下达阴阜和大腿上 1/3 处

　　D. 上自剑突下，两侧至腋中线，下达大腿上 1/3 处

　　E. 上自剑突下，两侧至腋前线，下达大腿上 1/3 处

2. 有关妇科腹部手术术后护理的描述，**不正确**的是

　　A. 去枕平卧 4h　　　　　　　　　B. 常规监测生命体征直至正常

　　C. 术后第 2d 取半卧位　　　　　　D. 当天禁食，术后 1~2d 进流食

　　E. 留置导尿管 1~2d

3. 外阴癌最常见于

　　A. 会阴　　　　　　　B. 小阴唇　　　　　　C. 大阴唇

　　D. 阴道口　　　　　　E. 阴道前庭

4. 外阴根治术术后应采取的体位是
　　A. 侧卧位　　　　　　　　　　B. 平卧位
　　C. 半坐卧位　　　　　　　　　D. 平卧,双腿外展屈曲,膝垫软枕
　　E. 截石位

5. 外阴及阴道手术后应取合适卧位,以减轻疼痛、促进伤口愈合,以下卧位正确的是
　　A. 处女膜闭锁切开术后应取平卧位
　　B. 外阴癌根治术后取半卧位,双腿外展
　　C. 阴道前后壁修补术后取半卧位
　　D. 盆底修补术后禁止半卧位
　　E. 有子宫的先天性无阴道术后应取平卧位

6. 临床上最常见的外阴癌是
　　A. 恶性黑色素瘤　　　　B. 基底细胞癌　　　　C. 前庭大腺癌
　　D. 外阴鳞状细胞癌　　　E. 外阴疣状癌

7. 阴道手术后应保持大小便通畅,以下措施中**不妥**的是
　　A. 保留尿管 24h
　　B. 行外阴擦洗,以预防泌尿系感染
　　C. 拔尿管后应观察病人的排便情况
　　D. 控制病人手术 5d 后排大便
　　E. 为软化大便,可于术后第 3d 晚开始口服蓖麻油 30ml

8. 在妇科手术后的护理措施中,正确的是
　　A. 术后 1~2d 体温可升高达到 39℃
　　B. 妇科阴部手术后 48h 取出阴道内纱布块
　　C. 会阴Ⅲ度裂伤修补术后 5d 内进少渣半流饮食
　　D. 一般手术后 12h 可拔除尿管
　　E. 广泛全子宫切除术后留置尿管 7~8d

9. 关于妇科腹部手术前护理措施,**不妥**的是
　　A. 术前普鲁卡因皮试　　　　B. 手术区备皮
　　C. 保证休息　　　　　　　　D. 术前 1d 晚饭尽量吃饱
　　E. 练习在床上使用便器

10. 一般腹部手术病人留置导尿的时间
　　A. 5~7d　　　　　　B. 8~12d　　　　　　C. 10~14d
　　D. 2~3 周　　　　　E. 1~2d

A2 型题

11. 敖女士,40岁,近日由于宫颈癌需做广泛性子宫切除和盆腔淋巴结清扫术,手术前 1d 的准备内容**不包括**
　　A. 灌肠　　　　　　B. 导尿　　　　　　C. 备皮
　　D. 镇静　　　　　　E. 化验检查

12. 刘女士,40岁,因子宫肌瘤拟行经腹全子宫切除术,术前各项检查均无异常。术前 3d 需做的准备是
　　A. 胃肠道准备　　　B. 阴道准备　　　C. 皮肤准备

D. 清洁灌肠　　　　　E. 禁食

13. 陈女士,70岁,因子宫脱垂入院进行手术治疗,责任护士做阴式手术术前护理配合,下列**不必要**的是

A. 手术备皮　　　　　　　　B. 药物过敏试验

C. 阴道灌洗　　　　　　　　D. 宫颈和穹窿部涂1%甲紫(龙胆紫)

E. 术前1d晚,午夜后禁食

（汤　云）

第六章 外阴上皮内非瘤样病变病人的护理

【重点、难点提示】

外阴硬化性苔藓是以外阴及肛周皮肤萎缩变薄、色素减退呈白色病变为主要特征的疾病,其病因尚不明确。此病以绝经后妇女及青春期少女多见,其症状为外阴瘙痒,但个别病人无瘙痒不适,晚期出现性交困难。病损常位于大阴唇、小阴唇、阴蒂包皮、阴唇后联合及肛周,多呈对称性;以外阴萎缩,小阴唇变小甚至消失,大阴唇变薄,皮肤颜色变白、发亮、皱缩、弹性差,常伴有皲裂及脱皮,皮肤菲薄,阴道口挛缩狭窄为体征。

外阴鳞状上皮增生是鳞状上皮细胞良性增生为主的外阴疾病,以外阴瘙痒为主要症状。多见于 50 岁左右的女性,恶变率为 2%~5%,是最常见的外阴上皮非瘤样病变。主要症状为外阴奇痒难忍,坐卧不安;愈痒愈抓,愈抓愈痒,造成恶性循环。严重者可因搔抓引起表皮破溃、皲裂、溃疡,由于局部潮湿、搔抓和摩擦的程度不同,以及对局部用药的反应不一,病人不同部位的病损形态亦有所不同。常用 2% 丙酸睾酮油膏涂擦患部,若瘙痒症状较重,亦可将上述丙酸睾酮制剂与 1% 或 2.5% 氢化可的松软膏混合涂擦,瘙痒缓解后逐渐减少以至最后停用氢化可的松软膏。

【复习题】

A1 型题

1. 下列属于外阴白色病变的是
   - A. 外阴鳞状上皮增生
   - B. 继发外阴色素减退性疾病
   - C. 白化病
   - D. 外阴假丝酵母菌病
   - E. 外阴白癜风

2. 关于外阴白色病变的描述,正确的是
   - A. 外阴白色病变的病因是念珠菌
   - B. 外阴硬化性苔藓的病因可能与遗传、自身免疫性疾病、雌激素不足有关
   - C. 外阴鳞状上皮增生常继发癌变
   - D. 外阴白色病变病理变化恒定,任何病变区域一次活检均能诊断
   - E. 治疗原则以手术切除为宜

3. 关于外阴鳞状上皮增生的病变,下列描述正确的是
   - A. 多见于青春期少女
   - B. 病变常呈不对称性

    C. 呈蝴蝶斑状

    D. 主要累及大阴唇、阴唇间沟、阴蒂包皮等处

    E. 呈不规则片状

4. 外阴鳞状上皮增生病因不明,但可能与其有关的是

    A. 慢性损伤   B. 外阴过敏

    C. 局部营养失调   D. 代谢紊乱

    E. 外阴局部潮湿、阴道排出物刺激

5. 关于外阴鳞状上皮增生的病理变化,描述**错误**的是

    A. 表皮层角化过度

    B. 上皮脚之间的真皮层乳头明显,并水肿

    C. 表皮层角化不全

    D. 棘细胞层不规则增厚

    E. 上皮细胞层次排列偶有不齐,且极性丧失

6. 关于外阴上皮内非瘤样病变,下列描述正确的是

    A. 外阴鳞状上皮增生常恶变,故宜早期手术治疗

    B. 外阴单纯性苔藓如不及时治疗,将发展为外阴硬化性苔藓

    C. 因恶变率很低,很少采用手术治疗

    D. 诊断主要依靠临床表现

    E. 依靠活检诊断,取甲苯胺蓝染色,醋酸涂抹后颜色最浅的部位组织送病理

7. 外阴上皮内非瘤样病变的一般治疗,下列描述**错误**的是

    A. 不食用辛辣、刺激性食物

    B. 避免用手或器械搔抓患处

    C. 如瘙痒严重,可用热水或肥皂擦洗以缓解症状

    D. 衣着宽大、透气

    E. 如精神紧张,可采用镇静、安眠等内科治疗

A2 型题

8. 王女士,37 岁,外阴奇痒,分泌物不多。妇科检查:两侧小阴唇增厚,外阴黏膜不红,阴道畅,皱襞正常,无异常分泌物,宫颈柱状、光滑,Ⅰ度肥大,子宫前位,正常大小,双附件(－),为确诊应选用的检查方法是

    A. 外阴活组织病理检查   B. 阴道分泌物涂片

    C. 宫颈涂片(CCT)   D. 阴道镜

    E. 盆腔 B 超

9. 梁女士,55 岁,外阴瘙痒严重,妇科检查发现大阴唇、阴唇间沟、阴蒂皮肤纹理明显突出、增厚,并有苔藓样变,为确诊此病,应做的检查为

    A. 诊断性治疗   B. 外阴活组织病理检查

    C. 阴道分泌物检查   D. 测血糖

    E. 根据临床表现即可确诊

10. 陈女士,51 岁,因外阴瘙痒而就医,组织病理诊断为增生型营养不良,下列治疗中正确的是

    A. 因有恶变趋向,应及早手术治疗   B. 全身治疗

C. 补充多量维生素　　　　　　　　D. 活检有非典型增生时手术治疗

E. 全身 + 局部治疗

11. 小红,5 岁,排便后感肛周不适,妇科检查发现外阴及肛周见白色病变损坏,下列说法正确的是

A. 诊断为外阴鳞状上皮增生

B. 治疗主要是使用丙酸睾酮局部涂擦

C. 青春期有自愈可能

D. 应积极手术治疗,防止恶变

E. 其病因为外阴卫生不良

（牛　倩）

【重点、难点提示】

外阴良性肿瘤有纤维瘤、平滑肌瘤、乳头瘤及汗腺瘤等,呈结节状,虽无症状,但为避免恶变,均应及时切除并做病理活检。

外阴癌是女性最常见的外阴恶性肿瘤,以外阴鳞状细胞癌最常见,外阴癌的转移途径以直接浸润和淋巴转移较常见,直接浸润时癌灶沿皮肤、黏膜可侵及阴道、尿道,晚期可累及直肠和膀胱。主要症状为不易治愈的外阴瘙痒;晚期出现疼痛,侵犯直肠、尿道或膀胱时出现大小便异常。体征为外阴肿物,如结节状、菜花状或溃疡状,搔抓后破溃、出血,易合并感染,以大阴唇最常见。腹股沟淋巴结受累可扪及肿大、质硬、固定的肿块;术后协助病人取平卧、双腿外展屈膝体位,并在腘窝下垫一软枕以缓解疼痛。

【复习题】

A1 型题

1. 外阴恶性肿瘤仅局限于外阴部,无浸润及转移,则分期应为

    A. Ⅰ期   B. Ⅱ期   C. Ⅲ期

    D. ⅣA 期   E. ⅣB 期

2. 常见的外阴良性肿瘤**不包括**

    A. 黑色素瘤   B. 乳头瘤   C. 纤维瘤

    D. 平滑肌瘤   E. 汗腺瘤

3. 外阴上皮内瘤变最有可能的病因为

    A. 人乳头瘤病毒（HPV）16 型感染   B. 外阴性传播疾病

    C. 肛门 - 生殖道瘤病变   D. 免疫抑制

    E. 吸烟

4. 上皮内瘤变的病理特征为

    A. 鳞状上皮增生

    B. 淋巴细胞和浆细胞浸润

    C. 上皮层内细胞分化不良、核异常及核分裂象增加

    D. 有角化珠和细胞间桥

    E. 畅游淋巴管和神经周围的侵犯

5. 外阴恶性肿瘤最常见的病种为

    A. 腺癌　　　　　　　　B. 恶性黑色素瘤　　　　　C. 基底细胞癌

    D. 疣状癌或肉瘤　　　　E. 鳞状细胞癌

6. 外阴癌的预后与下列临床因素最为相关的是

    A. 癌灶大小和部位　　　B. 治疗措施　　　　　　　C. 手术病理分期

    D. 肿瘤分化　　　　　　E. 有无淋巴转移

7. 关于外阴肿瘤,下列描述正确的是

    A. 外阴良性肿瘤较为常见

    B. 外阴上皮内瘤变指 Paget 病及非浸润性黑色素瘤

    C. 外阴上皮内瘤样病变就是外阴原位癌

    D. 外阴上皮内瘤样病变临床表现典型,宜及早手术治疗

    E. 外阴恶性肿瘤以外阴鳞状细胞癌最常见

8. 有关外阴恶性肿瘤的描述,下列**错误**的是

    A. 单纯疱疹病毒 Ⅱ 型、人乳头瘤病毒、巨细胞病毒等与外阴癌有关

    B. 外阴鳞状细胞癌最常见的转移方式是直接浸润和淋巴转移

    C. 临床表现为不易治愈的外阴瘙痒和不同形态的肿物

    D. 外阴鳞状细胞癌对放疗敏感,应采取放疗辅以手术治疗

    E. 预后与病灶大小、部位、细胞分化程度、有无淋巴结转移、治疗措施等有关

9. 外阴上皮内瘤变一般**不表现**为

    A. 外阴瘙痒　　　　　　B. 皮肤破损　　　　　　　C. 丘疹

    D. 白带增多　　　　　　E. 斑点

10. 确诊外阴癌最可靠的方法是

    A. 阴道镜　　　　　　　B. 碘试验　　　　　　　　C. 外阴活体组织病理检查

    D. 外阴溃疡　　　　　　E. 聚合酶链反应(PCR)

11. 外阴癌的主要治疗方法是

    A. 手术治疗　　　　　　B. 激光治疗　　　　　　　C. 放疗

    D. 化疗　　　　　　　　E. 药物治疗

12. 外阴癌晚期主要转移方式

    A. 直接浸润　　　　　　B. 淋巴转移　　　　　　　C. 血行转移

    D. 直接浸润 + 淋巴转移　E. 种植转移

13. Paget 病属于

    A. 外阴鳞状上皮内瘤病变　　　　　　　　B. 外阴非鳞状上皮内瘤病变

    C. 外阴白色病变　　　　　　　　　　　　D. 外阴原位癌

    E. 外阴不典型增生

A2 型题

14. 李女士,50 岁,细胞学已证实为早期阴道鳞状上皮癌,有不规则阴道出血、白带增多,无癌细胞转移,应选用的治疗措施是

    A. 手术 + 放射治疗　　　B. 放疗　　　　　　　　　C. 化疗

    D. 孕激素治疗　　　　　E. 化疗 + 手术

15. 刘女士,55 岁,外阴癌手术后,手术标本经组织病理学确诊,病变侵犯至会阴邻近结构(下 1/3 阴道)但淋巴转移阴性。按 FIGO(2009 年手术病理分期)分期标准,它属于

A. ⅠB 期　　　　　B. Ⅱ 期　　　　　C. ⅢA 期

D. ⅢB 期　　　　　E. ⅢC 期

A3/A4 型题

（16~18 题共用题干）

女性病人,50 岁因外阴瘙痒、烧灼感半年余及皮肤溃疡 1 个月余而就诊,检查时发现右侧大阴唇有多个丘疹或斑点呈灰白色,有明显抓痕,并可见一约 2cm×2.5cm 大小皮肤破溃面,表面稍有渗出。

16. 根据以上临床表现和体征,该病人最可能患的疾病是

　　A. 外阴湿疹　　　　　　　　B. 外阴上皮内非瘤样病变

　　C. 外阴上皮内瘤变　　　　　D. 外阴鳞状细胞癌

　　E. 外阴黑色素瘤

17. 对病人病灶进行活检并送组织病理学检查,结果病理特征为基底层见大而不规则的圆形、卵圆形或多边形细胞,细胞质空而透亮,核大小、形态、染色不一,表皮基底膜完整,HPV检测阴性。其病灶最可能的类型为

　　A. 分化型　　　　　　B. 未分化型　　　　　C. 疣型

　　D. 基底细胞型　　　　E. 混合型

18. 若组织病理学检查后确诊为 Paget 病,其治疗首选方法为

　　A. 局部物理治疗

　　B. 局部药物治疗

　　C. 手术治疗行较广泛局部病灶切除术

　　D. 手术治疗行外阴上皮局部表浅切除术

　　E. 手术治疗行广泛性外阴切除和双侧腹股沟淋巴结切除术

（19~21 题共用题干）

病人女性,65 岁,因外阴瘙痒和出现外阴白斑反复局部药物和物理治疗一年无效,出现外阴肿物 2 个月余而就诊,检查发现,右侧腹股沟可扪及一约 2cm×3cm 大小淋巴结,质较硬,活动度差,但表面尚光滑。外阴右侧大阴唇可见一约 4cm×5cm 大小菜花样肿物,表面有溃烂,触之易出血,基底似与骨质相连,活动度差,其余妇科检查未发现异常。

19. 根据临床表现和体征,该病人最可能患的疾病是

　　A. 外阴乳头瘤　　　　B. 外阴硬化性苔藓　　　C. 外阴纤维瘤

　　D. 外阴鳞状细胞癌　　E. 外阴黑色素瘤

20. 如果右侧腹股沟和外阴右侧大阴唇肿物活检组织病理学确诊为恶性肿瘤,按 FIGO（2009 年手术病理分期）分期标准,它可能属于

　　A. ⅠA 期　　　　　B. ⅠB 期　　　　　C. Ⅲ 期

　　D. ⅡA 期　　　　　E. ⅡB 期

21. 若病人心、肝、肾、血液功能检查均正常,其首选治疗为

　　A. 单纯手术治疗　　　　　　B. 化疗

　　C. 手术治疗为主,辅以放射治疗　　D. 单纯放射治疗

　　E. 免疫治疗

（王钰姗）

第八章　子宫颈肿瘤病人的护理

【重点、难点提示】

本章的重点是子宫颈上皮内瘤变、子宫颈癌的护理评估和护理措施。难点是子宫颈上皮内瘤变的病理表现、子宫颈癌的临床分期和组织学分类。

（一）子宫颈上皮内瘤变

1. 宫颈上皮内瘤变（CIN）是与子宫颈癌密切相关的一组癌前病变，它能够反映宫颈癌发生发展中的连续过程。常发生于 25~35 岁女性。

2. 护理评估要点

（1）病因不清，流行病学调查发现 CIN 与性生活过早（＜16 岁）、HPV（人乳头瘤病毒）感染、性传播疾病、吸烟、经济状况低下、口服避孕药及免疫抑制有关。

（2）临床表现：①常无自觉症状，偶有阴道分泌物增多；②在性交后或妇科检查后出现接触性出血；③妇科检查：或见宫颈柱状上皮异位表现，或见局部红斑、白色上皮，但未见明显病灶。

（3）辅助检查：宫颈刮片细胞学检查为最简单的子宫颈上皮内瘤变的辅助检查方法；宫颈活组织检查为确诊子宫颈上皮内瘤变的最可靠方法。

（4）治疗要点：① CIN I：以随访为主，建议每 6 个月随访一次；② CIN II 和 CIN III：较好的治疗方法是宫颈环形电切除术（LEEP）。

3. 常见护理诊断 / 问题　恐惧、知识缺乏。

4. 护理措施要点

（1）大力宣传有关 CIN 的知识，做好普查工作，30 岁以上有性生活的女性每 1~2 年普查 1 次，有异常者应进一步处理。

（2）对确诊为 CIN I 级者，可按一般炎症处理，每 6 个月随访一次；确诊为 CIN II 级者，应选用电熨、冷冻等物理疗法；确诊为 CIN III 级者，多主张子宫全切除术；对有生育要求的年轻病人，可行宫颈锥形切除术，术后定期随访。

（3）其他：解除焦虑。

（二）子宫颈癌

1. 子宫颈癌是女性生殖器官最常见的恶性肿瘤。好发于子宫颈外口的鳞 - 柱状上皮移行带，鳞癌最常见。直接蔓延和淋巴转移是转移的主要途径。

2. 护理要点

（1）病因：目前尚未完全明确。多种迹象表明，子宫颈癌的发病可能是多种综合因素引起的,主要有早婚、早育、多产、高危男子接触史、病毒感染等。

（2）临床表现:①阴道流血:早期多为接触性出血,晚期为不规则阴道流血,甚至大出血;②阴道排液:阴道有白色或血性、稀薄如水样或米泔状排液,伴腥臭味;③晚期症状:贫血、恶病质、肾衰竭;④体征:早期宫颈光滑或见柱状上皮移位,晚期根据肿瘤类型出现不同表现。

（3）辅助检查:①宫颈刮片细胞学检查是筛查宫颈癌的主要方法;②宫颈和宫颈管活组织检查是确诊子宫颈癌前期病变和子宫颈癌的最可靠依据。

（4）治疗要点:以手术和放疗为主、化疗为辅的综合治疗方案。手术适用于Ⅰa~Ⅱa早期病人,放疗适用于各期病人,化疗适用于晚期或复发转移的子宫颈癌病人。

3. 常见护理诊断/问题　恐惧、潜在并发症（感染、失血性休克、排尿障碍）。

4. 护理措施要点

（1）治疗配合:①手术治疗者按腹部手术护理常规护理,术后注意尿管和腹腔引流管的护理;②术后48~72h拔除腹腔引流管,术后7~14d拔除导尿管（拔除尿管前3d开始夹管,每2h开放一次,训练膀胱功能）;③放疗或化疗的病人按放疗或化疗常规护理;④遵医嘱应用抗生素及镇痛药。

（2）缓解恐惧。

（3）健康教育:①开展性卫生教育,提倡晚婚、少育,健康合理的性生活。积极防治人乳头瘤病毒感染和性传播疾病。②积极做好子宫颈癌普查,30岁以上妇女应常规接受宫颈刮片检查,一般妇女每1~2年普查1次,高危人群应每半年接受1次妇科检查;有异常者应进一步处理。③做好术后随访。

【复习题】

A1 型题

1. 宫颈癌癌前病变是
   A. 宫颈储备细胞增生　　　　　B. 宫颈柱状上皮移位
   C. 宫颈鳞状上皮化生　　　　　D. 宫颈不典型增生
   E. 宫颈鳞状上皮化

2. 普查宫颈癌最常用的检查方法是
   A. 宫颈刮片细胞学检查　　　　B. 阴道镜检查
   C. 宫颈碘试验　　　　　　　　D. 染色体检查
   E. 高危型 HPV-DNA 检测

3. 确诊宫颈癌最主要的方法是
   A. 宫颈刮片细胞学检查　　　　B. B 型超声
   C. 宫颈活组织检查　　　　　　D. 双合诊检查
   E. 宫颈碘试验

4. 女性生殖器最常见的恶性肿瘤是
   A. 子宫内膜癌　　　B. 外阴癌　　　C. 卵巢癌
   D. 宫颈癌　　　　　E. 绒毛膜癌

A2 型题

5. 王女士,42岁,宫颈刮片细胞学检查为巴氏Ⅲ级,确诊宫颈癌的可靠方法是
   A. 阴道镜检查　　　　　　　　B. 腹腔镜检查

C. 宫颈和宫颈管活组织检查　　　　　D. 诊断性刮宫

E. 阴道脱落细胞学检查

6. 李女士,42 岁,接触性出血半年,宫颈活组织检查后确诊为宫颈癌Ⅰ期,首选的治疗方案是

A. 放疗 + 激素治疗　　　　B. 放疗　　　　　　　C. 化疗

D. 手术治疗　　　　　　　E. 激素治疗

7. 钱女士,50 岁,不规则阴道流血、流液半年。妇科检查:宫颈菜花样赘生物,子宫大小正常,活动差,怀疑宫颈癌,为进一步确诊,需做的检查是

A. 阴道镜　　　　　　　　　　B. 宫颈刮片细胞学检查

C. 宫颈及宫颈管活组织检查　　D. 碘试验

E. 分段诊刮

8. 王女士,33 岁,因接触性出血就诊,宫颈活组织检查为 CINⅡ,首选的治疗方法是

A. 全子宫切除术　　　　　B. 宫颈锥切术　　　　C. 随访观察

D. 化疗　　　　　　　　　E. 放疗

9. 王女士,35 岁,因不规则阴道流血、流液来院就诊。妇科检查:宫颈见菜花样赘生物,触之出血,确诊为宫颈癌。王女士询问与宫颈癌发生有关的因素,下列因素中与宫颈癌的发生无关的是

A. 性生活过早　　　　　B. 多个性伴侣　　　　C. HPV 感染

D. 多产　　　　　　　　E. 喜欢吃甜食

10. 刘女士,54 岁,因宫颈癌入院治疗,行全子宫切除术 + 盆腔淋巴结切除术,对其术后护理错误的是

A. 腹腔引流管应在术后 48~72h 取出

B. 术后情况稳定后应每 4h 观察和记录生命体征一次

C. 术后 7~14d 拔除导尿管

D. 拔除腹腔引流管前应提前 3d 开始夹管

E. 拔除导尿管后,要测残余尿量

11. 陈女士,35 岁,诊断为"宫颈癌",治疗后出院,咨询注意事项,护士对其进行健康指导,下列说法正确的是

A. 饮食可根据自己的爱好随意搭配　　B. 出院后 1 个月行首次随访

C. 不需定时回医院复查　　　　　　　D. 可随时恢复性生活

E. 出院后第二年只需复查一次

A3/A4 型题

(12~14 题共用题干)

王女士,40 岁,近 2 个月有接触性出血。妇科检查:宫颈见菜花样赘生物,触之出血。

12. 为确诊,最可靠的诊断方法是

A. 宫颈碘试验　　　　　　　　B. 宫颈及宫颈管活组织检查

C. 阴道镜　　　　　　　　　　D. 腹腔镜

E. 宫颈脱落细胞检查

13. 若确诊为宫颈癌Ⅰ期,首选的治疗方法是

A. 手术治疗　　　　　B. 化疗　　　　　　　C. 宫颈锥切术

D. 放疗　　　　　　　E. 随访观察

14. 手术治疗后,关于导尿管的护理正确的是

A. 术后 72h 内拔除

B. 术后 7~14d 拔除

C. 拔除尿管前不需提前夹管

D. 拔除尿管前 1d 开始夹管

E. 拔除尿管后排尿测残尿量,小于 200ml 即可

（刘　莉）

第九章 子宫肿瘤病人的护理

【重点、难点提示】

1. **子宫肌瘤** 是女性生殖系统最常见的良性肿瘤，与雌、孕激素的刺激有关，好发于生育年龄女性。子宫肌瘤分为黏膜下肌瘤、肌壁间肌瘤和浆膜下肌瘤，其中，肌壁间肌瘤最常见。子宫肌瘤有 5 种变性：玻璃样变、囊性变、红色样变、肉瘤样变和钙化。临床表现主要有月经过多、下腹包块和邻近脏器的压迫等。B 超检查是最常用的辅助检查。根据病人年龄、生育要求、症状、肌瘤大小等综合决定治疗方案，有药物治疗和手术治疗。在治疗过程中，护士应耐心给病人介绍子宫肌瘤的知识，消除病人顾虑，协助病人正确选择治疗方案；遵医嘱指导病人正确服用药物，定期随访；术后应注意观察伤口恢复情况，嘱病人 1 个月后复诊。

2. **子宫内膜癌** 是女性生殖道三大恶性肿瘤之一，好发于围绝经期和绝经后女性，常有高血压、糖尿病、不育及绝经延迟等病史。病人多有阴道不规则流血和阴道排液等表现。转移途径有直接蔓延、淋巴转移及血行转移。治疗以手术为主，可配合放疗和化疗。护士在护理中应多与病人交流，有效缓解病人的恐惧感和焦虑心理；做好术前术后的常规护理；指导病人遵医嘱服药；告知病人复诊时间及内容等。

3. **子宫肉瘤** 罕见，早期症状不明显，晚期可出现阴道不规则流血、腹痛、腹部包块及压迫症状等表现。目前各种辅助检查明确诊断较困难，确诊的依据是术后的组织病理学检查。护理措施同子宫内膜癌。

【复习题】

A1 型题

1. 最常见的子宫肌瘤类型是
   - A. 子宫颈肌瘤
   - B. 肌壁间肌瘤
   - C. 黏膜下肌瘤
   - D. 浆膜下肌瘤
   - E. 阔韧带内肌瘤

2. 与子宫肌瘤的临床表现关系最密切的是
   - A. 肌瘤的数量
   - B. 肌瘤的大小
   - C. 病人的年龄
   - D. 病人的体质
   - E. 肌瘤与子宫肌壁的关系

3. 黏膜下肌瘤最常见的临床表现是
   - A. 经量增多
   - B. 白带增多
   - C. 下腹部包块
   - D. 不孕
   - E. 疼痛

4. 下列**不是**子宫内膜癌发病的高发因素的是

A. 未婚,少育   B. 肥胖、高血压   C. 绝经延迟

D. 糖尿病   E. 早婚、多产

5. 子宫内膜癌首选的治疗方法是

A. 放疗   B. 手术   C. 化疗

D. 孕激素治疗   E. 抗雌激素制剂

6. 浆膜下子宫肌瘤最常见的症状是

A. 血性白带   B. 月经量过多   C. 痛经

D. 腹部包块   E. 继发性贫血

7. 绝经后妇女反复出现血性白带,首先必须排除的是

A. 老年性阴道炎   B. 盆腔炎   C. 生殖系统恶性肿瘤

D. 子宫颈息肉   E. 子宫颈糜烂

A2 型题

8. 王女士,61 岁,绝经 10 年后出现阴道出血,高度怀疑子宫内膜癌,要确诊应做的检查是

A. 诊断性刮宫   B. 分段诊断性刮宫   C. 阴道脱落细胞学检查

D. 宫颈涂片检查   E. 阴道镜检

9. 李女士,60 岁,已绝经 6 年,阴道少量不规则出血 3 个月,经检查诊断为子宫内膜癌。下列**不是**该病特点的是

A. 生长缓慢   B. 预后较好

C. 常见于绝经后妇女   D. 转移较晚

E. 血行转移是主要的转移途径

A3/A4 型题

(10~12 题共用题干)

章女士,32 岁。1 年来月经量增多,有血块。近 3 个月每次行经伴头晕、乏力、心悸。妇科检查:子宫增大如孕 3 个月,质硬、表面不平,两侧附件正常。

10. 该病人首选的护理诊断是

A. 焦虑

B. 知识缺乏

C. 恐惧

D. 疲乏:与月经量增多导致的继发贫血有关

E. 有感染的危险

11. 治疗方案应首选

A. 手术   B. 雄激素治疗   C. 孕激素治疗

D. 雌、孕激素联合治疗   E. 定期复诊

12. 术前病人首选的辅助检查是

A. 宫腔镜检   B. 腹腔镜检   C. 阴道镜检

D. B 超检查   E. 诊断性刮宫

(13~15 题共用题干)

林女士,60 岁,绝经 8 年出现不规则阴道出血 2 个月。妇科检查:阴道黏膜薄,宫颈光滑,子宫略小,双侧附件无异常。

13. 该病人最可能的诊断是
    A. 子宫肌瘤　　　　　B. 宫颈癌　　　　　　　C. 子宫内膜癌
    D. 老年性阴道炎　　　E. 慢性盆腔炎

14. 为进一步确诊,应选择的检查是
    A. 宫颈涂片细胞学检查　　　　B. 宫颈活体组织检查
    C. B 超检查　　　　　　　　　D. 分段诊断性刮宫
    E. 腹腔镜检查

15. 手术治疗的术前护理措施**不包括**的是
    A. 评估病人对疾病的认识程度　　B. 耐心回答病人及病人家属的问题
    C. 隔离,预防感染　　　　　　　D. 介绍手术的基本经过
    E. 提供舒适的环境

（刘立新）

第十章 卵巢肿瘤与输卵管肿瘤病人的护理

【重点、难点提示】

本章重点是卵巢肿瘤与输卵管肿瘤病人的护理评估和护理措施。难点是卵巢肿瘤的组织学分类及临床分期。

（一）卵巢肿瘤

1. 概述

（1）卵巢肿瘤可发生于任何年龄，分为良性、交界性和恶性。恶性肿瘤病人就诊时多已属晚期，预后差，死亡率居妇科恶性肿瘤之首。转移途径主要是直接蔓延及腹腔种植，其次是淋巴转移。

（2）组织学分类：卵巢上皮性肿瘤、卵巢性索间质肿瘤、卵巢生殖细胞肿瘤、转移性肿瘤。

（3）常见卵巢肿瘤的特点：卵巢上皮性肿瘤是最常见的卵巢肿瘤；黏液性囊腺瘤是人体中生长最大的一种肿瘤；畸胎瘤易发生蒂扭转；卵巢性索间质肿瘤能分泌雌激素。

2. 护理评估要点

（1）病因不清，可能与遗传、高胆固醇饮食、内分泌因素等有关。

（2）临床表现

1）卵巢良性肿瘤：初期肿瘤较小，病人常无症状，常于妇科检查时偶然发现。当肿瘤增大明显时，病人可感腹胀或扪及肿块；肿瘤占满盆腔时，可出现压迫症状，如尿频、便秘、气急、心悸等。

2）卵巢恶性肿瘤：早期多无自觉症状，出现症状时往往病情已属晚期。晚期主要症状为腹胀、腹部肿块及胃肠道症状。病人呈明显消瘦、贫血等恶病质表现。

3）体征：早期肿瘤小，不易被发现。当肿瘤增大明显时，盆腔检查发现宫旁一侧或双侧囊性或实性包块；活动或固定不动；表面光滑或高低不平。

4）并发症：①蒂扭转：是卵巢肿瘤最常见的并发症，为妇科常见的急腹症，主要症状为体位改变后突然发生一侧下腹剧痛，常伴恶心、呕吐甚至休克，畸胎瘤最常见；②破裂；③感染；④恶变。

（3）辅助检查：①B型超声有助于确定肿瘤大小、部位；②其他：肿瘤标志物（血清 CA_{125}、AFP、性激素、HCG）、腹腔镜、细胞学检查。

（4）治疗要点：确诊后尽快手术。恶性肿瘤病人手术后需辅以化疗或放疗。

3. 常见护理诊断 / 问题　营养失调、身体意象紊乱、焦虑

4. 护理措施要点

（1）配合治疗：①手术治疗者按腹部手术护理常规护理，术中应做冰冻切片做病理检查，

判断肿瘤良恶性确定手术范围;②接受放疗或化疗的病人遵循相应的护理常规。

（2）合理补充营养。

（3）缓解病人焦虑情绪。

（4）健康指导:①普查普治:育龄妇女每 1~2 年、高危人群每半年进行一次妇科检查;②卵巢恶性肿瘤易于复发,注意术后随访。

（二）输卵管肿瘤

1. 概述　输卵管肿瘤分优良性和恶性两类,良性极少见,恶性有原发和继发两种,绝大多数为继发性癌。

2. 护理评估要点

（1）病因尚不明确

（2）临床表现:阴道排液、腹痛、盆腔肿块;妇科检查可在子宫一侧或后方扪及肿块。

（3）辅助检查:B 型超声检查:能确定肿瘤的大小、部位、性状及有无腹水。

（4）治疗要点:手术为主,辅以化疗、放疗的综合治疗。

3. 常见护理诊断 / 问题　营养失调、焦虑。

4. 护理措施要点　指导病人配合各种检查和治疗;按腹部手术护理常规做好护理;注意饮食营养指导;心理护理;按时随访。

【复习题】

A1 型题

1. 卵巢良性畸胎瘤最常见的并发症是

　　A. 蒂扭转　　　　　　B. 感染　　　　　　C. 破裂

　　D. 出血　　　　　　E. 恶变

2. 能引起病人血清中甲胎蛋白升高的肿瘤是

　　A. 绒毛膜癌　　　　　B. 内胚窦瘤　　　　C. 无性细胞瘤

　　D. 黏液性囊腺癌　　　E. 浆液性囊腺癌

A2 型题

3. 杨女士,26 岁,发现右侧卵巢肿物 2 年,1h 前突感左下腹剧痛伴恶心、呕吐。妇科检查:子宫(−),左侧附件有拳头大小囊性肿物,边界清、活动差,右侧附件(−),其最可能的诊断是

　　A. 肿瘤破裂　　　　　B. 肿瘤恶变　　　　C. 右侧附件肿瘤蒂扭转

　　D. 肿瘤感染　　　　　E. 左侧附件炎性包块

4. 何女士,31 岁,已婚,月经正常,妇科普查发现:子宫大小正常,右侧附件扪及一拳头大小、与周围组织边界不清、固定的囊性包块。最可能的诊断是

　　A. 良性卵巢肿瘤　　　B. 恶性卵巢肿瘤　　C. 子宫肌瘤

　　D. 黄素囊肿　　　　　E. 早期妊娠

5. 李女士,48 岁,近期发现卵巢癌,已有肠道转移,拟行肿瘤减灭术,术前肠道准备开始的时间是

　　A. 术前 1d　　　　　　B. 术前 2d　　　　C. 术前 3d

　　D. 术前 4d　　　　　　E. 术前 5d

6. 王女士,37 岁,已婚,月经正常,妇科普查时发现:子宫大小正常,右侧附件区扪及一拳

头大小的囊性包块,表面光滑,活动度好,最有可能的诊断是

  A. 良性卵巢肿瘤   B. 恶性卵巢肿瘤   C. 子宫肌瘤

  D. 黄素囊肿   E. 早期妊娠

  7. 王女士,35 岁,左下腹肿块多年,约孕 3 个月大,排便时突然感到左下腹持续性疼痛。检查:左下腹部触及张力较大肿块、拒按。应考虑为

  A. 感染   B. 出血   C. 蒂扭转

  D. 恶变   E. 破裂

  8. 李女士,30 岁,8 年前右下腹有一拳头大肿物逐渐增大,现已达 7 个月妊娠大小,但仍能进行家务劳动。最可能的诊断是

  A. 良性畸胎瘤   B. 颗粒细胞瘤   C. 卵泡膜瘤

  D. 浆液性囊腺瘤   E. 黏液性囊腺瘤

  9. 洋洋,16 岁,B 超检查发现右侧附件拳头大小囊实混合性肿瘤,表面光滑,最可能的诊断是

  A. 子宫内膜异位肿瘤 B. 盆腔炎性包块   C. 良性畸胎瘤

  D. 黏液性囊腺瘤   E. 浆液性囊腺瘤

  10. 小梅,17 岁,诊断为卵巢颗粒细胞瘤,剖腹探查:右侧卵巢见直径 9cm 的实性肿物,腹腔液未找到癌细胞。右侧卵巢外观正常。恰当的处理是

  A. 肿瘤切除,术后化疗   B. 肿瘤切除,术后放疗

  C. 全子宫及双附件切除   D. 右侧附件切除

  E. 右侧附件切除,术后化疗

A3/A4 型题

(11~12 题共用题干)

  黄女士,27 岁。未婚,否认有性生活史,体检发现左侧卵巢囊肿 4 年,未予处理。早晨锻炼时突感左下腹剧烈疼痛,伴恶心和呕吐。

  11. 该病人最可能的诊断是

  A. 卵巢囊肿发生蒂扭转   B. 异位妊娠

  C. 子宫破裂   D. 卵巢囊肿恶变

  E. 急性阑尾炎

  12. 目前该病人最合适的处理是

  A. 给予高蛋白、高维生素、易消化清淡饮食

  B. 做胃镜明确诊断

  C.若腹痛不缓解需行急诊剖腹探查

  D. 化疗

  E. 不予处理,观察病情

(13~15 题共用题干)

  李女士,60 岁,绝经 8 年,腹胀 4 个月,近 2 个月逐渐加重。病人担心身体健康来院就诊。查体:消瘦面容,半坐卧位,腹部膨隆,肌紧张。经妇科检查和 B 超检查,初步诊断为卵巢恶性肿瘤。

  13. 该病人最主要的护理诊断是

A. 知识缺乏　　　　　　B. 焦虑　　　　　　　C. 有感染危险

D. 舒适的改变　　　　　E. 生活自理缺陷

14. 护理措施中,**不正确**的是

A. 教病人缓解压力的技巧

B. 鼓励病人进食高蛋白、高维生素、低胆固醇饮食

C. 术后第一年每 3 个月随访一次

D. 为病人提供良好的休息环境

E. 鼓励病人积极配合检查和治疗

15. 该病人的最佳治疗方法是

A. 手术治疗　　　　　　B. 化学治疗　　　　　C. 放射治疗

D. 支持疗法　　　　　　E. 手术辅以放、化疗

（刘　莉）

第十一章　妊娠滋养细胞疾病病人的护理

【重点、难点提示】

本章学习内容包括葡萄胎、侵蚀性葡萄胎、绒毛膜癌（简称绒癌），是一组来源于胎盘绒毛滋养细胞的疾病；化疗是目前治疗恶性肿瘤的主要手段之一，滋养细胞疾病是所有肿瘤中对化疗最为敏感的一种。

（一）葡萄胎

葡萄胎是发生于胎盘绒毛滋养细胞的良性肿瘤，其病变组织局限于宫腔内，分为完全性和部分性葡萄胎。典型的临床症状有停经后阴道流血（为最常见的症状），子宫异常增大、变软，妊娠呕吐，妊娠期高血压疾病征象，卵巢黄素化囊肿，腹痛及甲状腺功能亢进症状等。常用的辅助检查有血、尿 HCG 测定及 B 超检查。葡萄胎一经确诊应及时清宫，刮出物送组织学检查。护理要点为清宫术前准备、术中观察与配合、预防感染及葡萄胎排出后随访指导。

（二）侵蚀性葡萄胎和绒癌

侵蚀性葡萄胎和绒癌是发生于胎盘滋养细胞的恶性肿瘤。两者临床表现相似，主要表现为不规则阴道流血及转移灶表现。两者的区别是侵蚀性葡萄胎多数发生在葡萄胎清除后 6 个月内，恶性程度低，转移机会少，病理检查可见完整的绒毛结构；绒癌可继发于葡萄胎后，也可发生在足月产、流产、异位妊娠后，多在葡萄胎清除 1 年后发生，恶性程度高，转移早，病理检查见不到绒毛结构。侵蚀性葡萄胎和绒癌的治疗以化疗为主。护理要点为做好心理护理、严密观察病情、预防感染及有转移灶者提供对症护理。

（三）滋养细胞疾病

滋养细胞疾病是所有肿瘤中对化疗最为敏感的一种，滋养细胞肿瘤是迄今预后最好的恶性肿瘤。目前临床使用的抗肿瘤化疗药物在杀伤肿瘤细胞的同时也杀伤正常组织的细胞，导致严重的毒副反应。常见的毒副反应有白细胞和血小板减少、恶心呕吐、食欲减退、皮肤和黏膜反应、肝功能损害、肺毒性反应、肾功能障碍、局部组织坏死、栓塞性静脉炎等。护理要点为做好心理护理，改善营养状况、预防感染、化疗药物毒副作用的观察及用药护理。

【复习题】

A1 型题

1. 与葡萄胎诊断**不符**的临床表现是
   A. 阴道不规则出血　　　B. 轻微阵发性腹痛　　　C. 胸痛及咯血
   D. 高血压、蛋白尿　　　E. 闭经

2. 下列诊断葡萄胎最简便、可靠的方法是

    A. 尿妊娠试验   B. X 线   C. B 超

    D. 尿稀释妊娠试验   E. 妇科检查

3. 葡萄胎术后随访指导的时间一般需要

    A. 1 年   B. 2 年   C. 3 年

    D. 4 年   E. 5 年

4. 侵蚀性葡萄胎最常见的转移部位是

    A. 肺   B. 阴道   C. 脑

    D. 肝   E. 肾

5. 下述葡萄胎排出后随访时**不正确**的是

    A. 定期做妇科检查   B. 至少避孕 2 年

    C. 定期做 HCG 定量测定   D. 定期做阴道细胞学检查

    E. 定期做胸部 X 线摄片

6. 葡萄胎行清宫术时,下列处理**不正确**的是

    A. 确诊后择期清宫   B. 一般采用吸宫术

    C. 首先应选择大号吸管   D. 子宫缩小后可慎重刮宫

    E. 刮出物送组织学检查

7. 葡萄胎病人术后避孕的最佳方法是

    A. 宫内节育器避孕   B. 口服避孕药避孕   C. 针剂避孕药避孕

    D. 男用避孕套避孕   E. 皮下埋植法避孕

8. 侵蚀性葡萄胎与绒毛膜癌最主要的区别点是

    A. 活组织检查镜下有无绒毛结构   B. 距葡萄胎排空后的时间长短

    C. 尿中 HCG 值的高低   D. 子宫大小程度的不同

    E. 是否出现转移灶

9. 在手术切除标本的病理检查中,发现子宫肌层及输卵管中有滋养细胞,并呈团块状增生;细胞大小,形态均不一致;有出血及坏死;但绒毛结构完整。最可能的诊断为

    A. 葡萄胎   B. 侵蚀性葡萄胎   C. 绒毛膜癌

    D. 输卵管癌   E. 子宫内膜癌

10. 有关妊娠滋养细胞疾病,描述**错误**的是

    A. 葡萄胎时 HCG 水平较相应月份正常妊娠的 HCG 水平高

    B. 绒癌 HCG 水平比侵蚀性葡萄胎高

    C. 葡萄胎确诊后应及早行清宫术

    D. 肺部是绒毛膜癌最常见的转移部位

    E. 侵蚀性葡萄胎病变在子宫,化疗无效时可切除子宫

A2 型题

11. 于女士,24 岁,已婚,停经 40 余天,出现早孕反应,由于早孕反应加重,在当地诊所输液数次,现妊娠 14 周,病人感到腹部胀痛,尤其感到下腹两侧牵拉痛,经检查宫底脐下 1 横指,子宫壁软,无胎体感,首先考虑可能的问题是

    A. 多胎妊娠   B. 羊水过多   C. 难免流产

    D. 葡萄胎   E. 卵巢肿瘤

12. 李女士,33 岁,葡萄胎术后 5 个月,近 1 周来咳嗽、咳痰、痰中带血,下列检查有助于诊断的是

    A. 尿妊娠试验   B. X 线胸片   C. B 超

    D. CT   E. 妇科检查

13. 赵女士,38 岁,停经 3 个月,突然剧烈下腹痛 3h,腹腔内出血伴休克,即开腹探查,见子宫左角破口有水疱状物,镜下见子宫肌壁深层及浆膜下有增生活跃的滋养层细胞,并见绒毛结构,可能的诊断是

    A. 宫角妊娠   B. 葡萄胎   C. 侵蚀性葡萄胎

    D. 绒毛膜癌   E. 子宫内膜炎

14. 钱女士,24 岁,孕$_1$产$_0$,因患葡萄胎住院治疗 45d,经清宫后行各项必要化验,均在正常范围出院,出院后下一步最重要的处理措施应是

    A. 出现异常情况再随诊   B. 定期做阴道细胞涂片检查

    C. 定期复查血 HCG   D. 定期做胸部 X 线检查

    E. 出院后休息半年可再继续妊娠

15. 孙女士,42 岁,孕$_2$产$_2$,末产 5 年前,近半年出现阴道不规则出血,伴轻微咳嗽 2 个月。妇科检查:子宫正常大小,质较软,右侧附件可及拳头大小囊性肿物,活动度好,无压痛,尿 HCG 阳性,胸片可见棉球状阴影,最可能的诊断是

    A. 肺结核及子宫内膜结核   B. 不全流产

    C. 侵蚀性葡萄胎   D. 绒毛膜癌

    E. 右侧卵巢颗粒细胞瘤

16. 张女士,28 岁,人工流产术后不规则阴道出血 3 个月,经 2 次刮宫术均未见明显妊娠残留组织,亦未送病理检查。 B 超:子宫增大如孕 2 个月,宫底部可见 3cm×4cm 结节,内部回声杂乱,伴部分强回声,首先应考虑的诊断是

    A. 异位妊娠   B. 侵蚀性葡萄胎

    C. 绒毛膜癌   D. 人工流产不全

    E. 人工流产后宫腔感染

17. 杨女士,32 岁,主诉不规则阴道出血 4 个月。妇科检查:子宫如孕 4 个月大小,左侧附件区可及儿头大小囊性肿物。为尽快明确诊断,首先应做的检查是

    A. 盆腔 CT 检查   B. 血 HCG   C. 尿 HCG

    D. B 超检查   E. 多普勒超声检查

A3 型题

(18~20 题共用题干)

万女士,31 岁,停经 56d,阴道不规则流血 4d,诊断为葡萄胎。

18. 对该疾病诊断价值最大的依据是

    A. 停经史   B. 阴道流血,水疱状物排出

    C. 尿妊娠试验阳性   D. 子宫体增大

    E. 胸片有絮状阴影

19. 对该病人的处理正确是

    A. 住院观察   B. 立即行清宫术   C. 输血输液

    D. 切除子宫   E. 常规化学疗法

20. 对该病人的随访措施**错误**的是
　　A. 至少持续 2 年　　　　　　　　B. 随访期妊娠应加强孕期保健
　　C. 进行妇科检查　　　　　　　　D. 进行胸部摄片
　　E. 按时复查血 HCG

（李　琴）

第十二章 女性生殖内分泌疾病病人的护理

【重点、难点提示】

本章主要研究妇科内分泌疾病病人的护理,其中排卵障碍性异常子宫出血、痛经、绝经综合征的护理评估、护理诊断、护理措施是本章的重点;功能失调性子宫出血的辅助检查及治疗护理是本章的难点。

(一)功能失调性子宫出血

不符合正常月经标准的均属异常子宫出血。引起异常子宫出血的病因很多,其中由于生殖内分泌轴功能紊乱所致的异常子宫出血也称为功能失调性子宫出血,简称功血。

排卵障碍性异常子宫出血包括稀发排卵、无排卵及黄体功能不足、子宫内膜不规则脱落。无排卵性功血好发于青春期和绝经过渡期妇女,黄体功能不足、子宫内膜不规则脱落好发于育龄期妇女。

1. 无排卵性功血 最常见的症状为子宫不规则出血,特点是月经周期紊乱,经期长短不一,经量不定或增多,出血期病人一般无下腹痛或其他不适。基础体温呈单相型。诊断性刮宫时子宫内膜出现增生期改变,无分泌期改变。青春期和生育期功血病人以止血、调整周期、促进排卵为原则;绝经过渡期功血病人以止血、减少经量、防止子宫内膜病变为原则。止血治疗时首选药物止血,青春期及生育期无排卵病人止血后采取人工周期疗法,即模拟自然月经周期中卵巢的内分泌变化,序贯应用雌、孕激素,使子宫内膜发生周期性变化。绝经过渡期病人可采取手术治疗。

2. 黄体功能异常

(1)黄体功能不足的临床表现为月经周期缩短,月经频发(周期<21d)。育龄妇女可因黄体期缩短,有不孕或妊娠早期流产史。基础体温呈双相型,高温相≤11d。病人应在月经来潮前1~2d或月经来潮6h内刮宫,内膜显示分泌反应至少落后2d。

(2)子宫内膜不规则脱落的临床表现为月经周期正常,经期延长,可长达9~10d,出血量多。基础体温呈双相型,高温期体温下降缓慢伴经前出血。病人在月经期第5~6d进行诊刮,病理检查表现为增生期和分泌期内膜同时存在。治疗时可使用孕激素,调节下丘脑-垂体-卵巢轴的反馈功能,促使黄体及时萎缩,内膜按期完整脱落。

3. 护理诊断 有感染的危险、疲乏等。护理要点是维持正常血容量;遵医嘱使用性激素,药物减量必须在血止后才能开始,每3d减一次,每次减量不得超过原剂量的1/3,直至维持量;预防感染;补充含铁、维生素C和蛋白质丰富的食物;健康指导。

（二）闭经

表现为无月经或月经停止,是妇科的常见症状。分为原发性闭经和继发性闭经两类。原发性闭经是凡年龄超过 14 岁,第二性征尚未发育或年龄超过 16 岁、第二性征已发育,月经尚未来潮者。继发性闭经是指正常月经建立后月经停止 6 个月,或按自身原来月经周期计算停止 3 个周期以上者。

原发性闭经多由遗传因素或先天性发育缺陷引起。继发性闭经按病变部位分为下丘脑性闭经(最常见)、垂体性闭经、卵巢性闭经、子宫性闭经等。

（三）痛经

指在月经前后或月经期出现下腹疼痛、坠胀,伴腰酸或其他不适,症状严重影响生活质量者。痛经分为原发性和继发性两类。原发性痛经主要病因是前列腺素增多,多发生于青春期女性初潮后 1~2 年。主要表现是月经期阵发性、痉挛性下腹疼痛。疼痛最早出现在经前 12h,月经来潮后第 1d 最剧烈,持续 2~3d 后随着月经血排出通畅,疼痛即可缓解。妇科检查无明显器质性病变。治疗时重视精神心理治疗,避免精神过度紧张。疼痛不能忍受时采用药物辅助治疗,使用前列腺素合成酶抑制剂、口服避孕药和中医中药。

护理诊断有疼痛和焦虑。护理要点是减轻疼痛、心理护理、健康指导、注意月经期卫生和养成月经期良好生活习惯。

（四）经前期综合征

是指月经前周期性发生的影响妇女日常生活和工作、涉及躯体、精神以及行为的综合征,严重者影响学习、工作和生活质量,月经来潮后症状可自然消退。多见于 25~45 岁的生育期妇女。症状常在月经前 1~2 周开始,于月经前 2~3d 最为严重,月经来潮后症状可减轻或消失。主要表现为焦虑、体液过多、疼痛等。治疗原则为对症治疗。护理诊断有焦虑、体液过多。护理要点是进行适当的体育锻炼、合理饮食、正确服药、健康指导。

（五）绝经综合征

是指妇女在绝经前后出现性激素水平波动或减少,出现的一组躯体、精神心理症状。多发生在 45~55 岁,一般持续至绝经后 2~3 年。

卵巢功能衰退是绝经前后最明显的变化。临床特点是月经紊乱、血管舒缩症状、自主神经失调症状、精神神经症状、心血管症状、泌尿生殖道症状、骨质疏松的变化。绝经综合征病人应采用心理和药物综合治疗。激素替代治疗(HRT)可有效缓解绝经相关症状,对骨骼、心血管和神经系统产生长期的保护作用。

护理诊断有焦虑、知识缺乏。护理要点是用药指导,督促长期使用性激素治疗者定期随访,鼓励病人坚持体育锻炼,适当摄取钙质和维生素 D,防治绝经过渡期妇女常见全身性疾病。

【复习题】

A1 型题

1. 以下关于功能失调性子宫出血的描述,正确的是
  A. 生育年龄的子宫出血
  B. 青春期的子宫出血
  C. 绝经过渡期的子宫出血
  D. 生殖器官无器质性病变的子宫出血
  E. 伴轻度内膜非特异性炎症的子宫出血

2. 有关无排卵性功血的描述,正确的是
   A. 内膜为混合性内膜　　　　　　　　B. 多发生在青春期和绝经过渡期
   C. 表现为月经周期缩短　　　　　　　D. 基础体温呈双相型
   E. 子宫内膜呈分泌期改变

3. 可以确诊无排卵性功血的辅助检查是
   A. 经前宫颈黏液见椭圆形细胞
   B. 基础体温呈双相型
   C. B超检查可见子宫内膜增厚
   D. 经前期妇科检查,子宫增大、变软
   E. 经前期诊断性刮宫,病理检查显示增生期子宫内膜

4. 青春期与绝经过渡期功血病人,护理措施**不同**的是
   A. 止血　　　　　　　　B. 预防感染　　　　　　　　C. 减少出血量
   D. 改善全身状况　　　　E. 促进排卵功能

5. 子宫内膜不规则脱落病人的子宫内膜病理改变是
   A. 腺型增生　　　　　　B. 囊型增生　　　　　　　　C. 子宫内膜增生过长
   D. 间质增生　　　　　　E. 子宫内膜增生与分泌并存

6. 下列**不属于**黄体功能不足病人的临床表现是
   A. 月经周期短　　　　　B. 增生期子宫内膜　　　　　C. 不易妊娠而易发生流产
   D. 基础体温呈双相　　　E. 子宫内膜有分泌期改变

7. 子宫内膜不规则脱落病人的诊刮时间应选于
   A. 月经来潮前 1~2d　　B. 月经来潮当天　　　　　　C. 月经来潮第 5d
   D. 月经前 5d　　　　　　E. 月经净后 5d

8. 最常见的闭经类型是
   A. 子宫性闭经　　　　　B. 卵巢性闭经　　　　　　　C. 垂体性闭经
   D. 下丘脑性闭经　　　　E. 性染色体异常闭经

9. 关于继发性闭经,下列描述正确的是
   A. 18 岁末初潮
   B. 月经周期建立后,连续停经 1 个月
   C. 月经周期建立后,连续停经 1.5 个月
   D. 月经周期建立后,连续停经 2 个月
   E. 月经周期建立后,连续停经 6 个月或按自身原来月经周期计算,停止 3 个周期以上

10. 与原发性痛经直接相关的激素是
   A. P　　　　　　　　　　B. E_2　　　　　　　　　　C. PRL
   D. PG　　　　　　　　　E. LH

11. 有关原发性痛经,**错误的**说法是
   A. 多见于未婚或未孕妇女　　　　　　B. 月经来潮前数小时即出现
   C. 常发生在月经初潮后 6~12 个月　　D. 伴面色苍白、出冷汗
   E. 生殖器官多有器质性病变

12. 绝经期综合征的主要原因是
   A. 性激素水平波动或减少　　　　　　B. 性激素增高

　　C. 精神紧张　　　　　　　　　D. 环境改变

　　E. 卵巢肿瘤

A2 型题

13. 黄女士，35 岁，月经 $\dfrac{4\sim5}{21\sim23}$，习惯性流产 4 次，基础体温为双相不典型曲线，上升缓慢，幅度偏低，升高时间仅维持 9~10d 即下降。应考虑为

　　A. 正常　　　　　　　　B. 无排卵性功血　　　　　C. 黄体功能不足

　　D. 子宫内膜不规则脱落　　E. 子宫内膜炎

14. 魏女士，36 岁，婚后 3 年两次自然流产，近 1 年来月经不调，表现为经期延长，出血量多，基础体温呈双相型，但上升相经常持续到下次月经来潮不降。月经期诊断性刮宫，内膜病理检查为增生期内膜和分泌期内膜并存。应诊断为

　　A. 无排卵性功血　　　　B. 子宫内膜炎　　　　　　C. 子宫内膜不规则脱落

　　D. 黄体功能不足　　　　E. 子宫黏膜下肌瘤

15. 汪女士，50 岁，不规则阴道流血半年，妇科检查子宫、附件均未见异常，多考虑为

　　A. 黄体功能不足　　　　B. 无排卵性功血　　　　　C. 子宫内膜炎

　　D. 血液疾病　　　　　　E. 子宫黏膜下肌瘤

16. 小王，14 岁，12 岁初潮，现停经 2 个月，阴道流血 22d，无腹痛，尿 HCG 阴性，可能的诊断是

　　A. 先兆流产　　　　　　B. 难免流产　　　　　　　C. 不完全流产

　　D. 功血　　　　　　　　E. 异位妊娠

17. 肖女士，48 岁，既往体健，自诉停经 2 个半月，阴道大量流血 5d，无腹痛，查体：中度贫血貌，子宫略大，稍软，无压痛，双附件 (－)，首选的辅助检查是

　　A. B 超检查　　　　　　B. 诊断性刮宫　　　　　　C. 宫腔镜检查

　　D. 阴道镜检查　　　　　E. 尿 HCG

18. 杨女士，25 岁，原发性不孕，月经周期不规律，妇科检查无异常发现，基础体温呈单相型，可诊断为

　　A. 黄体功能不足　　　　　　　　　B. 无排卵性功血

　　C. 子宫内膜增生症　　　　　　　　D. 子宫内膜不规则脱落

　　E. 月经稀发，月经过多

19. 吴女士，32 岁，月经不调，经期延长，淋漓不尽，基础体温呈双相型，为确定诊断，进行诊断性刮宫的恰当时间是

　　A. 月经前 1 周　　　　　B. 月经来潮 12h 内　　　　C. 月经来潮第 5d

　　D. 随时均可进行　　　　E. 月经干净后 3~7d

20. 晓梅，14 岁，月经周期 25~45d，经期 7~15d，本次月经来潮 20d，量多。病人贫血貌，基础体温呈单相型，无内外生殖器官器质性疾病。首选的治疗方法是

　　A. 诊断性刮宫　　　　　B. 子宫切除　　　　　　　C. 静脉用止血药

　　D. 大剂量孕激素先止血　　E. 雌孕激素序贯疗法

21. 黄女士，28 岁，月经一直正常，去年人工流产后至今无月经来潮，连续 5 个月基础体温呈双相型，诊断性刮宫刮不出组织。该病人的闭经属于

　　A. 子宫性闭经　　　　　B. 丘脑性闭经　　　　　　C. 垂体性闭经

D. 卵巢性闭经 　　　　　E. 中枢性闭经

22. 王女士，30岁，继发性闭经3年，孕激素试验呈阴性，雌、孕激素序贯试验呈阴性，基础体温呈双相型。该病人的闭经属于

  A. 下丘脑性闭经 　　　　B. 卵巢性闭经 　　　　　C. 垂体性闭经

  D. 子宫性闭经 　　　　　E. 大脑皮质功能失调

23. 罗女士，25岁，未婚，闭经，以下检查卵巢功能简便易行的方法是

  A. 阴道脱落细胞检查 　　B. 基础体温测定 　　　　C. 宫颈黏液检查

  D. 子宫内膜活检 　　　　E. 血雌、孕激素测定

24. 陈女士，28岁，未婚，闭经2年，肛 - 腹诊子宫正常大小，硬度正常，黄体酮试验为阴性，下一步最佳检查方法是

  A. 垂体兴奋试验 　　　　B. 子宫输卵管碘油造影 　　C. 盆腔充气试验

  D. 诊断性刮宫 　　　　　E. 雌、孕激素序贯试验

25. 李女士，30岁，第一胎产后出血达800ml，产后无乳汁分泌。现产后11个月尚未见月经来潮，自觉畏寒、全身无力，毛发脱落明显。该病人的闭经种类是

  A. 子宫性闭经 　　　　　B. 卵巢性闭经 　　　　　C. 垂体性闭经

  D. 下丘脑性闭经 　　　　E. 原发性闭经

26. 李女士，49岁，自诉近年来月经周期不定，行经2~3d干净，量极少，自感阵发性潮热、心悸、出汗，时有眩晕。妇科检查：子宫稍小，余无特殊，该病人最可能的诊断是

  A. 无排卵性功血 　　　　B. 绝经期综合征 　　　　C. 黄体萎缩延迟

  D. 黄体发育不全 　　　　E. 神经衰弱

27. 章女士，48岁。因午后潮热、心悸等症状就诊，诊断为绝经期综合征。为预防骨质疏松，医嘱用激素替代疗法，同时需要补充

  A. 钙剂 　　　　　　　　B. 铁剂 　　　　　　　　C. 叶酸

  D. 维生素 E 　　　　　　E. 蛋白质

A3/A4 型题

（28~31题共用题干）

小婷，18岁，未婚，15岁月经来潮，经期5~10d，周期20d至2个月不等，本次月经来潮20d未净，伴头晕、乏力，妇科检查未发现器质性病变。

28. 该病人最可能的诊断是

  A. 排卵性月经失调 　　　B. 无排卵性功血 　　　　C. 黄体功能不足

  D. 血液系统疾病 　　　　E. 以上均不是

29. 有关该病人的护理措施，**不妥**的是

  A. 按医嘱给予性激素止血 　　　　　B. 纠正贫血

  C. 注意阴道流血量 　　　　　　　　D. 耐心解释病情及病因

  E. 做好刮宫止血准备

30. 如用雌激素止血，血止后雌激素可以

  A. 立即停用 　　　　　　　　　　　B. 每天减量1次，每次减量1/3

  C. 每3d减量1次，每次减量1/2 　　　D. 不减量一直连用20d

  E. 每3d减量1次，每次减量1/3

31. 护理人员进行健康指导时，**不正确**的说法是

A. 勤换内裤,保持外阴清洁干燥

B. 注意卧床休息

C. 进食高蛋白、高维生素、富含铁剂的食物

D. 严格遵医嘱服药,不得擅自停药

E. 用药期间出现阴道流血是正常现象,无须处理

（32~34 题共用题干）

王女士,50 岁,应用 HRT 治疗 5 年,现阴道不规则流血 20 余天,时多时少,淋漓不尽。

32. 该病人的首要诊断是

　　A. 子宫内膜癌　　　　B. 输卵管癌　　　　C. 子宫内膜炎

　　D. 子宫颈癌　　　　　E. 功血

33. 最佳辅助检查是

　　A. 诊断性刮宫　　　　B. 阴道镜检查　　　　C. 腹腔镜检查

　　D. 宫腔镜检查　　　　E. B 超检查

34. 适合的治疗方法是

　　A. 止血、调整周期、促排卵　　　　B. 止血、调整周期、减少经量

　　C. 刮宫术　　　　　　　　　　　　D. 子宫切除术

　　E. 调整周期

（35~36 题共用题干）

张某,女,学生,14 岁,12 岁月经初潮。半年前出现月经期痉挛性下腹疼痛,以月经来潮后第 1d 最剧烈,而后逐渐缓解。伴有恶心、呕吐、头痛、乏力表现。进行妇科检查:内外生殖器官无器质性病变。

35. 该病人的首要诊断是

　　A. 阑尾炎　　　　　　B. 输卵管炎　　　　C. 子宫内膜炎

　　D. 原发性痛经　　　　E. 继发性痛经

36. 针对该女生情况,给出的护理措施不正确的是

　　A. 经期保持外阴清洁,勤换消毒卫生垫

　　B. 注意保暖,禁止盆浴、游泳

　　C. 腹部局部热敷或按摩,以促进血液循环可减轻疼痛

　　D. 注意休息,适度进行体育锻炼

　　E. 告诉病人以用药治疗为主

（左欣鹭）

107

第十三章　女性生殖器官发育异常病人的护理

【重点、难点提示】

1. 常见女性生殖器官发育异常的类型

（1）处女膜闭锁：又称无孔处女膜，因泌尿生殖窦上皮未能贯穿前庭部所致，临床较常见。青春期月经初潮前可无任何症状，较难发现。偶有幼女因大量黏液积聚在阴道内，致处女膜膨出而发现。多数病人在月经初潮后经血无法排出积在阴道内，多次月经来潮后，经血积聚，造成子宫、输卵管积血，甚至腹腔积血。确诊后可手术治疗。

（2）先天性无阴道：就诊原因常为原发性闭经或婚后性生活障碍。检查时可见外阴和第二性征发育正常，但未见阴道口或仅见一浅凹陷，部分病人未见泌尿生殖窦内陷形成的约 2cm 短浅阴道盲端。直肠 - 腹部诊和盆腔 B 超均未能发现子宫。有短浅阴道者可用机械扩张法，不适宜机械扩张或无效者可行阴道成形术。

（3）双子宫：常有两个阴道、宫颈，左右侧子宫各有单一的输卵管和卵巢。病人多无自觉症状。

（4）子宫发育不良：又称幼稚子宫，子宫较正常小，常为极度前屈或后屈，宫颈呈圆锥形，相对长，宫体与宫颈之比为 1∶1 或 2∶3。病人月经量少，婚后不孕。直肠 - 腹部诊可扪及小而活动的子宫。

（5）两性畸形：包括女性假两性畸形、男性假两性畸形。女性假两性畸形病人染色体核型为 46，XX，生殖腺是卵巢，女性内生殖器均存在，但外生殖器出现部分男性化，阴蒂中度粗大。男性假两性畸形者染色体核型是 46，XY，生殖腺是睾丸，生精功能异常，阴茎极小，无生育能力。

（6）生殖腺发育异常：包括真两性畸形、混合型生殖腺发育不全和单纯型生殖腺发育不全3 种类型。①真两性畸形病人可以是一侧生殖腺为卵巢，另一侧为睾丸；或两侧生殖腺内同时含有卵巢及睾丸两种组织，称为卵睾；也可以是一侧为卵睾，另一侧为卵巢和睾丸。多数患婴出生时阴茎较大，通常按男婴抚育。②混合型生殖腺发育不全病人一侧是异常睾丸，另一侧是未分化生殖腺或生殖腺呈索状痕迹或生殖腺缺如。病人外阴部男性化，可见阴蒂增大、尿道下裂、外阴不同程度融合。异常睾丸侧有输精管，未分化生殖腺侧有输卵管、发育不良的子宫和阴道，部分病人有 Turner 综合征的躯体特征。多按女婴抚养，但至青春期常常出现男性化。③单纯型生殖腺发育不全病人染色体核型是 46，XY，生殖腺是未能分化的呈索状的睾丸，无雄激素分泌，有发育不良子宫、输卵管，病人呈现为女性，身材较高大，但青春期乳房及毛发发育差，无月经来潮。

2. 女性生殖器官发育异常的护理要点

（1）心理护理：病人自卑敏感，既怕病情泄露，又担心婚后性生活障碍。应以热情的态度和亲切的语言，在合适的时间多与病人及家人交流沟通，让他们了解疾病的发生发展、目前该种疾病治疗的成功率，让病人参与治疗方案的制订等。

（2）手术护理：术前应协助病人及家人根据检查结果正确选择术后性别；术前应按手术需要做好皮肤、阴道模型、丁字带等的准备；术后遵医嘱给病人换药、观察伤口，嘱病人定期复诊。

（3）健康指导：指导病人术后 1 个月复诊。嘱病人及家属注意下次月经周期的时间，月经流出是否通畅，若有下腹胀痛或肛门坠胀感及时就诊。鼓励病人坚持使用阴道模型，教会病人更换消毒阴道模型的时间及方法。待阴道伤口完全愈合后可以有性生活。

【复习题】

A1 型题

1. 下列处女膜闭锁的说法**错误**的是

　　A. 又称为无孔处女膜

　　B. 青春期月经初潮前较难发现

　　C. 月经初潮后经血无法排出可导致子宫积血

　　D. 临床上较常见

　　E. 常导致腹腔积血

2. 下列何种畸形常导致不孕

　　A. 双子宫　　　　　　　　B. 始基子宫　　　　　　　　C. 双角子宫

　　D. 鞍状子宫　　　　　　　E. 中隔子宫

3. 下列不是子宫发育异常表现的是

　　A. 双子宫　　　　　　　　B. 单角子宫　　　　　　　　C. 子宫肌瘤

　　D. 鞍状子宫　　　　　　　E. 残角子宫

4. 下列**不是**阴道发育异常表现的是

　　A. 先天性无阴道　　　　　B. 阴道横膈　　　　　　　　C. 阴道纵隔

　　D. 处女膜闭锁　　　　　　E. 阴道闭锁

5. 决定生殖腺和生殖器官向男性发育的决定因素是

　　A. X 染色体　　　　　　　　　　　B. Y 染色体上的睾丸决定因子

　　C. 抗苗勒氏管激素　　　　　　　　D. 雌激素

　　E. 中肾管的存在

A2 型题

6. 12 岁少女，近 5 个月来进行性的周期性腹痛，跑步时加重。发作 1d 伴发外阴部不适坠胀。检查发现第二性征初步发育，外阴幼稚型，处女膜处见拳头大的包块，中间显紫蓝色。最可能的诊断是

　　A. 先天性无子宫　　　　　B. 先天性无阴道　　　　　　C. 先天性阴道闭锁

　　D. 先天性处女膜闭锁　　　E. Turner 综合征

7. 陈瑶，18 岁，无月经来潮，近半年来常有腹痛，并伴肛门坠胀感。妇科检查：外阴发育正常，无阴道开口，处女膜向外膨隆，呈紫蓝色，下腹部压痛明显，在阴道上方似有一包块。陈瑶可能是

A. 阴道横膈   B. 先天性无阴道   C. 阴道闭锁

D. 处女膜闭锁   E. 子宫发育不良

A3/A4 型题

（8~9 题共用题干）

29 岁妇女，结婚 5 年，有 3 次晚期流产史。3 次妊娠均于孕 4 个半月左右出现胎膜早破，分娩发动而流产。胎儿发育正常，出生时短暂存活。双方的染色体正常，女方月经周期规则，排卵良好，男性精液检查正常。

8. 此病人下一步的辅助检查方法应是

 A. 宫颈碘试验及阴道镜检查   B. 腹腔镜检查

 C. 子宫内膜活组织检查   D. 子宫输卵管造影

 E. 胎儿镜检查

9. 此病人最不可能的诊断应是

 A. 单角子宫   B. 始基子宫   C. 双角子宫

 D. 双子宫   E. 残角子宫

（10~13 题共用题干）

20 岁未婚女性，原发性闭经。第二性征乳房发育但乳头小。阴毛和腋毛缺如。黄体酮注射后无撤药性出血。检查外阴女性，但阴道短浅呈盲端。双侧腹股沟扪及 12mm×14mm×12mm 大小的实质性质地中等的包块。

10. 此病人下一步的首选检查项目应是

 A. 盆腔超声检查   B. 垂体 MRI 扫描   C. 子宫输卵管造影

 D. 染色体核型分析   E. 腹腔镜检查

11. 为明确诊断，下一步的诊断方法应是

 A. 糖耐量试验   B. 尿 LH 测定   C. 性激素测定

 D. 垂体兴奋试验   E. 地塞米松抑制试验

12. 性激素检查后，最可能的检查结果是

 A. 雌激素如正常男性   B. 雌激素如正常女性

 C. 雄激素如正常男性   D. 雄激素如正常女性

 E. 雌激素和雄激素均如正常女性

13. 双侧腹股沟包块首先考虑是

 A. 双侧卵巢   B. 双侧淋巴结   C. 双侧睾丸

 D. 双侧转移性肿瘤   E. 双侧肾上腺

（王钰姗）

第十四章　女性生殖器官损伤性疾病病人的护理

【重点、难点提示】

本章学习内容包括外阴、阴道创伤,阴道膨出,子宫脱垂,生殖道瘘及压力性尿失禁,要求熟悉上述疾病病人的护理评估,重点及难点是子宫脱垂、生殖道瘘、压力性尿失禁病人的护理措施。

(一)外阴、阴道创伤

分娩是导致外阴、阴道创伤的主要原因。临床主要表现为疼痛、局部肿胀、外阴、阴道流血、贫血或失血性休克症状等。护理要点是做好心理护理、严密病情观察、保守治疗病人的护理(血肿、疼痛的护理)、手术治疗病人的术后护理。

(二)阴道膨出

阴道膨出有阴道前壁与后壁膨出之分,可单发或合并发生,或更多与子宫脱垂伴发。阴道前壁膨出实际上是膀胱和/或尿道膨出,常合并排尿功能紊乱。阴道后壁膨出多表现为直肠膨出。分娩是阴道膨出的主要原因。阴道前/后壁膨出分为3度,以屏气下膨出最大限度来判定。

阴道前壁轻度膨出一般没有明显症状,较重时病人可能有盆腔下坠感、胀感、腰酸,或感到有物自阴道脱出。剧烈活动、长久站立、咳嗽或打喷嚏后因腹压增加而症状加重。休息或小便后,或侧俯卧位时症状得以缓解。护理要点是教会病人进行盆底肌锻炼,需手术者做好手术护理,对老年病人、合并内科疾病不能耐受手术者应教会病人正确使用子宫托的方法。

阴道后壁轻度膨出大多无症状。随膨出加重,出现阴道压迫下坠感、直肠充实感和大便排空不全等典型症状。有排便困难时需用手向上向后推压膨出的阴道后壁方能排便。严重者需用手指经肛门挖出粪块。护理要点是告知病人矫正不良饮食和排便习惯,教会病人正确使用子宫托的方法,对需手术的病人做好术前、术后护理。

(三)子宫脱垂

1. 定义　指子宫从正常位置沿阴道下降,子宫颈外口达坐骨棘水平以下,甚至整个子宫脱出阴道口以外,常伴有阴道前后壁膨出。

2. 病因　分娩损伤是子宫脱垂的主要病因。其他如长期腹压增加、先天性盆底组织发育不良、围绝经期或绝经期后也可出现子宫脱垂。

3. 临床分度　以病人平卧向下屏气状态下,子宫下降的最低点为分度标准,将子宫脱垂分为3度。Ⅰ度:轻型为宫颈外口距离处女膜缘小于4cm,但未达处女膜缘;重型为宫颈已达处女膜缘,但未超出,检查时在阴道口见到宫颈。Ⅱ度:轻型为宫颈已脱出阴道口,但宫体仍在阴道内;重型为宫颈或部分宫体已脱出阴道口。Ⅲ度:子宫颈和子宫体全部脱出至阴道口外。

4. 临床表现　Ⅰ度病人多无自觉症状,Ⅱ、Ⅲ度病人主要表现为下坠感及腰骶部酸痛,阴道肿物脱出,排尿及排便异常。如继发泌尿道感染,可出现尿频、尿急、尿痛等;如合并直肠膨出,可有便秘、排便困难。

5. 护理要点　做好病人心理护理;指导病人加强营养,教会病人做盆底肌肉、肛门肌肉的运动锻炼,促进盆底功能恢复;教会病人正确使用子宫托的方法;做好术前准备、术后护理和出院指导。

(四)生殖道瘘

1. 定义　指生殖道某部分与泌尿道或肠道之间有异常通道,前者称为尿瘘,后者称为粪瘘,两者可同时存在,称为混合性瘘。

2. 临床表现　尿瘘表现为漏尿(为主要的临床表现)、外阴皮炎或浅表溃疡、尿路感染等。粪瘘主要表现为阴道内排出粪便。瘘孔大者,成形粪便可经阴道排出,稀便时呈持续外流。瘘孔小者,阴道内可无粪便污染,但肠内气体可自瘘孔经阴道排出,稀便时则从阴道流出。两者都会使病人产生自卑、意志消沉、孤僻、害怕被发现等心理。

3. 护理要点　做好病人的心理护理尤为重要。

(五)压力性尿失禁

1. 定义　指腹压突然增高时导致尿液不自主流出。

2. 临床表现　最典型的症状为腹压增加下的不自主溢尿。此外,还有尿急、尿频、急迫性尿失禁和排尿后膀胱区胀满感等症状。如果合并有相关的妇科或泌尿系统病变时,可能会出现尿痛和血尿。

3. 护理要点　做好病人的心理护理、皮肤护理。指导病人进行盆底肌锻炼。对手术病人做好术前、术后护理。

【复习题】

A1 型题

1. 外阴、阴道创伤的常见病因,应**除外**的是
　　A. 手术助产操作不当　　　　　　B. 急产
　　C. 产妇会阴体过长　　　　　　　D. 宫颈癌、阴道癌晚期侵蚀
　　E. 外伤

2. 外阴、阴道创伤保守治疗病人的护理措施中**错误**的是
　　A. 嘱病人取患侧卧位,避免血肿受压
　　B. 保持外阴部清洁、干燥
　　C. 每天外阴冲洗 3 次,大便后及时清洁外阴伤口
　　D. 外阴、阴道创伤 24h 内冷敷
　　E. 外阴、阴道创伤 24h 后可热敷

3. 关于阴道前壁膨出的病因,**错误**的是
　　A. 分娩　　　　　　　　　　　　B. 产后过早参加体力劳动
　　C. 未产妇不会发生阴道前壁膨出　D. 盆底肌肉先天发育不良
　　E. 绝经

4. 阴道后壁膨出的主要原因是

A. 慢性便秘　　　　　　　　　　B. 阴道分娩损伤

C. 绝经　　　　　　　　　　　　D. 盆底肌肉先天发育不良

E. 产后过早参加体力劳动

5. 子宫脱垂Ⅲ度是指

A. 宫颈外口距处女膜缘<4cm,未达处女膜缘

B. 宫颈已达处女膜缘,阴道口可见子宫颈

C. 宫颈脱出阴道口,宫体仍在阴道内

D. 部分宫体脱出阴道口

E. 宫颈及宫体全部脱出阴道口

6. 子宫脱垂手术病人术前开始进行阴道准备的时间是

A. 1d　　　　　　　　　B. 2d　　　　　　　　　C. 3d

D. 4d　　　　　　　　　E. 5d

7. 关于子宫脱垂病人的出院指导,描述**错误**的是

A. 术后休息 3 个月

B. 3 个月内应避免体力劳动

C. 禁止盆浴及性生活

D. 术后 2 个月到医院复查伤口愈合情况

E. 术后 3 个月后再复查,医生确认完全恢复后方可有性生活

8. 尿瘘的主要临床表现是

A. 漏尿　　　　　　　B. 尿血　　　　　　　C. 闭经

D. 尿路感染　　　　　E. 外阴皮炎

9. 关于尿瘘的常见病因,**错误**的是

A. 泌尿生殖系统细菌感染　　　　　B. 产科手术损伤

C. 产伤　　　　　　　　　　　　　D. 宫颈癌、阴道癌晚期侵蚀

E. 外伤、放射治疗等损伤

10. 用于鉴别尿瘘类型及协助判断瘘孔位置和大小的辅助诊断检查是

A. 妇科检查　　　　　B. 亚甲蓝试验　　　　C. 膀胱镜检查

D. 排泄性尿道造影　　E. B 超

11. 下列关于粪瘘病人术前肠道准备的描述,**错误**的是

A. 术前 3d 严格肠道准备

B. 少渣饮食 1d

C. 术前流质饮食 1d

D. 同时口服肠道抗生素以抑制肠道菌群

E. 手术前晚及手术当日晨行清洁灌肠

A2 型题

12. 张女士,25 岁产妇,孕$_1$产$_1$,护士在指导预防其子宫脱垂的措施中**错误**的是

A. 执行妇女劳动保护条例　　　　　B. 加强营养,增强体质

C. 产褥期增加腹压活动　　　　　　D. 提高接生技术

E. 积极开展计划生育

13. 赵女士,27 岁,孕$_2$产$_1$,由于滞产压迫致尿瘘,漏尿开始出现的时间多在

A. 分娩后立即出现 B. 产后 3~7d C. 产后 10~14d

D. 产后 1 个月 E. 产后 2 个月

14. 万女士,72 岁,子宫Ⅱ度脱垂合并阴道前后壁膨出,行阴道子宫全切术加阴道前后壁修补术,术后护理措施正确的是

A. 术前 3d 可盆浴 B. 术后少渣半流饮食 7d

C. 留置尿管 10~14d D. 卧床休息 2~3d

E. 术后每日测生命体征 2 次直至正常

15. 王女士,56 岁,孕 4 产 4,主诉阴道内有肿物脱出,休息后可回纳,妇科检查:嘱病人排空膀胱后平卧位向下屏气用力,可见宫颈脱出阴道口,可回纳,诊断其子宫脱垂为

A. Ⅰ度轻型 B. Ⅰ度重型 C. Ⅱ度轻型

D. Ⅱ度重型 E. Ⅲ度

A3 型题

(16~17 题共用题干)

李女士,65 岁,孕 6 产 4,慢性咳嗽多年,阴道口脱出肿物 2 年余,近半年来经休息不能回纳,阴道分泌物增多。妇科检查:会阴Ⅱ度撕裂伤,阴道前壁有球形膨出,宫颈及部分子宫体脱出阴道外,子宫颈表面可见溃疡,两侧附件未触及。

16. 该病人可能的医疗诊断是

A. 子宫脱垂Ⅱ度,Ⅲ度膀胱膨出伴尿道膨出

B. 阴道前壁膨出伴张力性尿失禁

C. 子宫脱垂Ⅱ度重型伴阴道前壁膨出

D. 子宫颈延长伴阴道前壁膨出

E. 子宫脱垂Ⅲ度伴阴道前后壁膨出

17. 该病人**不太可能**出现的临床症状是

A. 有"肿物"自阴道脱出 B. 下坠感和腰骶酸痛

C. 久站或劳累后症状加重 D. 阴道分泌物增多

E. 月经量增多

(姚晓岚)

第十五章　子宫内膜异位症和子宫腺肌病病人的护理

【重点、难点提示】

本章属于妇科常见病,子宫内膜异位症在护士执业资格考试大纲范围内应该重点掌握,子宫腺肌病做一般掌握。子宫内膜异位症和子宫腺肌病临床表现多样,且治疗和护理相对复杂,属于本章学习的难点。

(一)子宫内膜异位症

1. 概述　子宫内膜异位症(简称内异症)是指具有生长功能的子宫内膜组织(腺体和间质)出现在子宫腔被覆黏膜以外的其他部位。好发于生育年龄妇女,以 25~45 岁居多,是目前常见妇科疾病之一。

2. 常见部位　子宫内膜具有类似恶性肿瘤远处转移和种植生长的能力,可出现在身体不同部位。最常见的种植部位为盆腔脏器和腹膜,其中以侵犯卵巢者最常见(约占内异症的 80%),其次是宫骶韧带、直肠子宫陷凹。

3. 病理　生长于卵巢内的异位内膜可因反复出血而形成单个或多个囊肿,内含暗褐色糊状陈旧血液,状似巧克力液体,称卵巢子宫内膜异位囊肿,又称卵巢巧克力样囊肿。

4. 主要症状　痛经和慢性盆腔痛、不孕、月经不调及性交不适。继发性、进行性加重的痛经为子宫内膜异位症的典型症状。疼痛严重程度与病灶的部位及浸润深度有关,与病灶大小不一定成正比。

5. 主要体征　子宫后倾固定;子宫直肠陷凹、宫骶韧带触及痛性结节;卵巢子宫内膜异位囊肿发生时,在一侧或双侧附件可扪及与子宫相连的活动度差的囊性包块。

6. 辅助检查　腹腔镜检查是内异症诊断的最佳方法。内异症病人血清 CA_{125} 值测定诊断的特异性不高,但可用于监测内异症的治疗效果和复发情况。

7. 治疗原则和护理要点　分为手术治疗和药物治疗,根据病人年龄、症状、病变部位和范围及对生育要求等给予个体化治疗和护理。

（1）激素治疗时间一般需要 6 个月以上。需坚持用药,避免出现子宫出血、月经紊乱等问题;定期复查肝功能,如有异常应停药。

（2）卵巢子宫内膜异位囊肿直径>5~6cm 者,应选择手术治疗。可采用腹腔镜或剖腹手术。腹腔镜是目前手术治疗内异症的主要手段。常用手术方式包括保守性手术、半根治手术以及根治手术。

8. 预防　根据子宫内膜异位症发病机制学说,可采取相应的措施,包括防止经血逆流,避免医源性异位内膜种植,适龄婚育和药物避孕。

（二）子宫腺肌病

1. 概述　当子宫内膜腺体和间质侵入子宫肌层时,称为子宫腺肌病。子宫腺肌病多发生于 30~50 岁的经产妇,约有半数合并子宫肌瘤,约 15% 病人合并盆腔子宫内膜异位症。

2. 病因　一般认为多次妊娠和分娩时子宫壁的创伤和慢性子宫内膜炎可能是导致此病的主要原因。此外,有人认为基底层子宫内膜侵入肌层可能与高雌激素的刺激有关。

3. 病理　分为弥漫型和局限型两种,弥漫型常见。

4. 症状和体征　主要症状是经量过多、经期延长和进行性加重的痛经。妇科检查子宫呈均匀增大或局限性结节隆起,质硬且有压痛,经期更甚。

5. 辅助检查　在腹腔镜下对可疑子宫肌层病变进行活检,可进行确诊。

6. 治疗原则和护理要点　治疗视病人症状、年龄和生育要求而定。目前无根治性的有效药物。对症状严重、无生育要求或药物治疗无效者,可进行子宫切除。护理措施同子宫内膜异位症。

【复习题】

A1 型题

1. 确诊子宫内膜异位症的方法是
   - A. 病史及妇科检查
   - B. B 超检查
   - C. 血 CA_{125} 测定
   - D. 抗子宫内膜抗体检测
   - E. 腹腔镜检查

2. 子宫内膜异位病灶最常发生在
   - A. 腹腔腹膜
   - B. 子宫浆膜
   - C. 卵巢
   - D. 直肠子宫陷凹
   - E. 宫骶韧带

3. 关于盆腔子宫内膜异位症,描述错误的是
   - A. 痛经呈渐进性加剧
   - B. 痛经程度与病灶大小成正比
   - C. 40% 病人不孕
   - D. 周期性痛不一定与月经同步
   - E. 病变累及直肠陷凹及骶骨韧带时可有性交痛

4. 子宫内膜异位症最典型的症状是
   - A. 不孕
   - B. 经期肛门坠胀感
   - C. 经量增多
   - D. 继发性痛经,进行性加重
   - E. 性交不适

5. 关于子宫腺肌病,描述正确的是
   - A. 多数合并外在性子宫内膜异位症
   - B. 多发生在初产妇
   - C. 病灶中子宫内膜对卵巢激素敏感
   - D. 假孕疗法有效
   - E. 月经量增多,经期延长,继发痛经,子宫均匀增大和病灶较硬

6. 在子宫内膜异位症的预防方法中,描述错误的是
   - A. 经期可做妇科检查
   - B. 人工流产吸宫时,防止负压突然降低

C. 剖宫产时注意保护腹壁切口

D. 及时处理宫颈粘连

E. 口服避孕药避孕

7. 随访监测子宫内膜异位症病变活动及治疗效果的有效方法是

　　A. B 超检查　　　　　　B. CA$_{125}$ 测定　　　　　C. 腹腔镜检查

　　D. 盆腔检查　　　　　　E. 抗子宫内膜抗体检测

A2 型题

8. 包女士,40 岁,经产妇,继发性痛经 1 年余,逐渐加重。妇科检查:子宫后倾,球形增大,质硬,两侧附件未见异常,最可能的诊断是

　　A. 妊娠子宫　　　　　　B. 子宫肌炎　　　　　　C. 子宫腺肌病

　　D. 畸形子宫　　　　　　E. 子宫肌瘤

9. 黎女士,28 岁,G$_0$P$_0$,痛经 2 年,进行性加重。妇科检查:子宫颈中度糜烂,子宫大小正常,后倾,活动欠佳,峡部后壁可触及米粒大小的结节,触痛明显,最可能的诊断是

　　A. 子宫颈癌　　　　　　B. 慢性盆腔炎　　　　　C. 子宫内膜异位症

　　D. 盆腔结核　　　　　　E. 痛经

10. 朱女士,28 岁,结婚 4 年不孕,月经规律,量中等,痛经 2 年,进行性加重。末次月经近干净时突然发生剧烈下腹痛就诊。腹部检查:压痛、反跳痛明显,腹肌紧张。妇科检查:子宫后位,稍大,活动欠佳,右侧附件可触及一 6cm×5cm×5cm 囊性包块,有触痛。应首先考虑为

　　A. 肿物蒂扭转　　　　　B. 巧克力囊肿破裂　　　C. 并发急性盆腔炎

　　D. 异位妊娠　　　　　　E. 痛经

11. 钟女士,29 岁,婚后不孕伴痛经 2 年,月经周期规律,需服用止痛药。妇科检查:子宫后位,活动欠佳,双侧卵巢增大约 6cm×5cm×4cm 大小,右侧宫骶韧带处有触痛硬结。询问病史时,最重要的应详细询问

　　A. 丈夫精液检查情况　　B. 月经初潮年龄　　　　C. 服用何种止痛药

　　D. 避孕方法　　　　　　E. 痛经情况

12. 刘女士,25 岁,G$_1$P$_0$,痛经 1 年,腹腔镜检查发现右侧卵巢有一直径 8cm×6cm×5cm 囊肿,粘连,盆腔有多处紫蓝色结节。最佳治疗方案为

　　A. 手术治疗　　　　　　B. 达那唑或 GnRH-a 治疗　C. 期待疗法

　　D. 假孕治疗　　　　　　E. 抗感染治疗

A3 型题

（13~14 题共用题干）

陈女士,28 岁,痛经 3 年且逐渐加重。妇科检查:子宫后壁有 2 个触痛性硬韧结节,右侧附件区扪及鸭卵大小、活动不良的囊性肿物,压痛不明显。

13. 该病人右侧附件区囊性肿物最可能是

　　A. 卵巢滤泡囊肿　　　　B. 卵巢黄体囊肿　　　　C. 卵巢内膜异位囊肿

　　D. 输卵管卵巢囊肿　　　E. 多囊卵巢综合征

14. 为进一步确诊,最有价值的辅助检查方法是

　　A. 腹部 X 线摄片　　　　　　　　B. 盆腔 B 超检查

　　C. 诊断性刮宫活组织检查　　　　　D. 子宫输卵管碘油造影

　　E. 腹腔镜检查

（15~16 题共用题干）

李女士，36 岁，进行性痛经。经量增多，经期延长 3 年，曾用药物保守治疗无效。现痛经加剧，经量更多，血红蛋白 75g/L，体虚。妇科检查：宫颈光滑，宫体前位、活动，增大如孕 2 个月大小，子宫表面不规则，呈结节状突起，质硬，有压痛，双侧附件未及异常。

15. 该病人最可能的诊断是
    A. 子宫肌瘤   B. 子宫腺肌病   C. 子宫内膜异位症
    D. 子宫内膜炎   E. 功能失调性子宫出血
16. 最佳治疗方案是
    A. 全子宫切除术
    B. 口服避孕药
    C. 全子宫切除术 + 双侧附件切除术
    D. 药物吲哚美辛、萘普生等对症治疗
    E. 药物治疗后全子宫及双侧附件切除

A4 型题

（17~20 题共用题干）

徐女士，40 岁，因"继发性痛经，进行性加重 2 年"入院。生育史：1-0-1-1，既往月经正常。妇科检查：子宫后位，活动度差，直肠子宫陷凹触痛明显，左侧附件增厚、有压痛。

17. 该病人可能患有
    A. 功能失调性子宫出血   B. 慢性盆腔炎   C. 子宫内膜异位症
    D. 慢性宫颈炎   E. 不孕症
18. 可用于确诊的辅助检查方法是
    A. 阴道分泌物检查   B. 宫颈刮片检查   C. B 超检查
    D. 腹腔镜检查   E. CA_{125} 测定
19. 缓解疼痛的最佳方法是
    A. 使用雌激素   B. 保留卵巢功能手术   C. 使用雄激素
    D. 加强锻炼   E. 注意保暖
20. 该病人首选的护理诊断是
    A. 焦虑   B. 疼痛   C. 知识缺乏
    D. 营养不良   E. 抉择冲突

（杨小玉）

第十六章　不孕症妇女的护理

【重点、难点提示】

本章主要介绍不孕症和辅助生育技术。其中不孕症的定义、分类、女性不孕的常见原因和常用辅助检查方法是本章的重点,对不孕症病人进行护理评估、协助医生进行诊断以及辅助生育技术的选择、实施和护理属于难点。

(一)不孕症

1. 概念　凡婚后有正常性生活未避孕,同居 12 个月而未曾妊娠者,称不孕症。

2. 分类　未避孕且从未妊娠者称为原发不孕;既往曾有过妊娠史,而后未避孕连续 12 个月未孕称为继发不孕。夫妇一方有先天或后天解剖生理方面的缺陷,无法纠正而不能妊娠者为绝对不孕;夫妇一方因某种因素阻碍受孕,导致暂时不孕,一旦得到纠正仍能受孕者为相对不孕。

3. 病因　女性不孕的主要原因包括输卵管因素、卵巢因素、子宫因素、宫颈因素、外阴阴道因素和免疫因素等。其中输卵管性不孕是女性不孕症的最常见原因。男性不孕主要包括生精障碍和输精障碍。

4. 辅助检查

(1)男方检查除全身检查外,还应检查外生殖器有无畸形或病变。实验室检查重点是精液常规检查。

(2)女方除进行全面的体格检查、盆腔检查外,还需进行以下检查:①卵巢功能检查;②输卵管通畅检查;③宫腔镜检查;④腹腔镜检查;⑤性交后精子穿透力试验;⑥免疫检查等。

5. 治疗原则　一般治疗、对因治疗和助孕治疗。

6. 常见护理诊断/问题　焦虑、自尊紊乱和知识缺乏。

7. 护理要点　提供心理支持,协助诊断和治疗,健康指导。

(二)辅助生殖技术及护理

1. 辅助生殖技术　是指在体外对配子和胚胎采用显微操作技术,帮助不孕夫妇受孕的一组方法,包括人工授精、体外受精-胚胎移植、配子移植技术以及在这些技术基础上派生出的各种技术。

2. 人工授精　是将精子通过非性交方式放入女性生殖道内,使其受孕的一种技术。包括使用丈夫精液的人工授精(AIH)和用供精者精液的人工授精(AID)两种。

3. 体外受精-胚胎移植(IVF-ET)　是指从女性体内取出卵子,在体外培养并与精子受精,将发育到一定时期的胚泡移植到女性的宫腔内,使其着床发育成胎儿的过程。由于这一过程的最早期是在体外试管内进行,所以常称之为试管婴儿。体外受精 - 胚胎移植技术是现代助孕技术中最常用的基本技术,为其他助孕技术的进一步开展奠定了基础。

4. IVF-ET 的衍生技术

(1)配子移植技术:将精卵于配子期植入女性体内的技术,称为配子移植技术。根据配子移植途径和部位的不同,配子移植技术可分为配子输卵管移植和配子宫腔内移植。

(2)单精子胞浆内显微镜注射技术(ICSI):是在显微操作系统的帮助下,在体外直接将单个精子注入卵母细胞浆内使其受精。这是由 IVF-ET 衍生的所谓第二代试管婴儿技术。

5. 辅助生育的实验室技术

(1)胚胎冷冻保存 - 移植技术(FET):是在体外授精 - 胚胎移植过程中冷冻和保存胚胎,待以后解冻后再移植回子宫,从而提高一次取卵后的累计妊娠率的一种技术。

(2)胚胎植入前遗传学诊断(PGD):是从卵母细胞或受精卵取出极体或植入前阶段的胚胎,取 1~2 个卵裂球或多个滋养细胞进行特定的遗传学性状的检测,然后选择合适的胚胎进行移植的技术。

6. 辅助生育技术对母儿及其远期影响 ①卵巢过度刺激综合征(OHSS);②多胎妊娠;③异位妊娠;④胎儿或新生儿畸形。

7. 辅助生育技术的护理 ①治疗前的准备:开具准生证明;解答疑问;身心准备。②用药过程的护理。③实施取卵和移植术时的监护及术后护理。④健康指导。⑤心理护理。

【复习题】

A1 型题

1. 有关女性原发性不孕症,下列描述正确的是
   A. 有一次异位妊娠史　　B. 反复流产 2 次　　C. 和前夫生育过一个孩子
   D. 从未妊娠过　　E. 人工流产史 3 次
2. 对于不孕症妇女,了解有无排卵最简单的方法是
   A. 诊断性刮宫　　B. 阴道侧壁涂片　　C. 子宫颈黏液检查
   D. 激素水平测定　　E. 基础体温测定
3. 表示卵巢有排卵功能的检查结果为
   A. 基础体温呈单相型　　　　　　B. 阴道脱落细胞反应为轻度雌激素影响
   C. 宫颈黏液有羊齿状结晶　　　　D. 子宫内膜呈增殖期变化
   E. 子宫内膜呈分泌期变化
4. 引起女性不孕症的最常见病因是
   A. 子宫黏膜下肌瘤　　B. 输卵管因素　　C. 阴道炎
   D. 宫颈管狭窄　　E. 子宫内膜异位症
5. 原发性不孕的定义正确的是
   A. 夫妇婚后未避孕,性生活正常,同居 1 年而未妊娠者
   B. 夫妇婚后未避孕,性生活正常,第一次生育后同居 1 年而未妊娠者
   C. 夫妇婚后未避孕,性生活正常,同居 2 年而未妊娠者
   D. 夫妇婚后未避孕,性生活正常,第一次生育后同居 2 年而未妊娠者
   E. 夫妇婚后同居 1 年而未妊娠,一方确有无法纠正的解剖生理缺陷者
6. 下列哪项**不是**造成不孕的原因

    A. 子宫发育不良   B. 子宫肌瘤   C. 子宫内膜异位症

    D. 子宫颈内口松弛   E. 子宫内膜结核

7. 关于女性不孕的因素,下列**不正确**的是

    A. 输卵管发育不全   B. 子宫内膜分泌反应不良

    C. 子宫颈息肉   D. 甲状腺功能亢进

    E. 葡萄胎吸刮术后

8. 不孕症病人行性交后精子穿透力试验的时间是

    A. 月经干净后 10d   B. 月经干净后 3~7d   C. 月经来潮

    D. 预测的排卵期内   E. 预测的排卵期后

A2 型题

9. 黄女士,33 岁,结婚 3 年,性生活正常,2 年前有一次人工流产史,近 1 年来未避孕亦未妊娠。丈夫精液检查正常。女方基础体温双相型,B 超监测在周期第 12d 卵巢上有 18mm×l9mm 的优势卵泡。妇科检查子宫附件均未发现异常,下一步的检查应该是

    A. 子宫输卵管碘油造影   B. 性交后试验

    C. 腹腔镜检查   D. CT 或 MRI 的盆腔扫描

    E. 抗精子抗体检查

10. 王女士,30 岁,婚后 5 年未孕,幼时患过结核性胸膜炎,已治愈。月经周期规律,妇科检查除子宫稍小外,余无特殊,经前诊断性刮宫为分泌期宫内膜,未见结核,B 超下输卵管通液检查通畅,男方精液检查正常。进一步检查首先考虑

    A. 腹腔镜检查   B. 宫腔镜检查

    C. 内分泌检测   D. 性交后精子穿透力试验

    E. X 线腹部平片

11. 廖女士,28 岁,月经周期 28~30d,经期 4~5d,量中,无痛经。妇科检查正常。丈夫 30 岁,有腮腺炎病史。首先要做的检查是

    A. 诊断性刮宫   B. 输卵管通液   C. 血清激素水平

    D. 男方精液检查   E. 性交试验

12. 赵女士,36 岁,继发性不孕 5 年,8 年前有结核性盆腔炎病史,已治愈。子宫输卵管碘油造影提示双侧输卵管阻塞,月经正常,丈夫精液常规检查正常。治疗的方法应选择

    A. 夫精宫腔内人工授精   B. 体外受精和胚胎移植

    C. 卵胞浆内单精子注射   D. 胚胎植入前遗传学诊断

    E. 供精人工授精

A3 型题

(13~14 题共用题干)

王女士,29 岁,结婚 5 年,性生活正常,未避孕亦未妊娠。精液常规、排卵监测、输卵管造影等均未发现异常。血清抗精子抗体曾有"阳性",后转"阴性"。

13. 病人下一步的辅助检查手段应是

    A. 宫颈碘试验及阴道镜检查   B. 腹腔镜检查

    C. 宫腔镜检查   D. 宫颈刮片细胞学检查

    E. 子宫内膜活组织检查

14. 若上述检查未发现异常,应该是

A. 继发性不明原因不孕症   B. 原发性免疫性不孕症

C. 原发性不明原因不孕症   D. 继发性免疫性不孕症

E. 不能作出诊断

（15~16 题共用题干）

李女士，33 岁，婚后 4 年未孕。15 岁初潮，月经周期 1~3 个月，经期 8~10d，量中等，经期无不适。男方检查精液常规正常。女方阴道通畅，子宫后位，正常大小，活动，附件未见异常。基础体温呈单相型。

15. 该病人不孕的最可能原因是

    A. 子宫后位   B. 慢性宫颈炎   C. 无排卵

    D. 黄体萎缩不全   E. 黄体功能不足

16. 一实习生向该病人解释诊断性检查可能引起的不适，下列说法**错误**的是

    A. 子宫输卵管碘油造影可能引起持续 1~2d 的腹部痉挛

    B. 子宫输卵管碘油造影引起的腹部痉挛会留下后遗症

    C. 腹腔镜检查手术可能引起一侧或双侧的肩部疼痛

    D. 子宫内膜活检术可能引起下腹部痉挛感

    E. 子宫内膜活检术可能引起阴道流血

A4 型题

（17~20 题共用题干）

刘女士，30 岁，结婚 7 年，性生活正常，青春期开始月经不调。近 3 年来，月经周期 35~45d，经量少。基础体温为单相型。未避孕亦未妊娠。精液常规和输卵管造影等均未发现异常。B 超发现子宫底浆膜层直径 1.5cm 肌瘤。近 3 年来体重增加 10kg。

17. 本例不孕最可能的原因是

    A. 子宫内膜异位症   B. 子宫肌瘤   C. 免疫性不孕

    D. 排卵障碍   E. 不明原因不孕

18. 为确定诊断，下一步的诊断方法应是

    A. 宫腔镜检查   B. 性交后试验

    C. 阴道镜检查   D. 子宫内膜活组织检查

    E. 阴道 B 超监测卵泡

19. 若 B 超提示双侧卵巢未见优势卵泡，各见多枚小窦卵泡。可采取的主要治疗方法是

    A. 输卵管造口术   B. 卵巢楔形切除术   C. 药物诱导排卵

    D. 子宫内膜活检术   E. 子宫肌瘤切除术

20. 本例首选的药物是

    A. 氯米芬   B. 雌激素   C. 黄体酮

    D. 维生素 E   E. 甲状腺素

（牛 倩）

第十七章 性与性功能障碍病人的护理

【重点、难点提示】

性反应(sexual response)是指人类在性成熟后,当受性刺激后身体出现的一系列变化,主要是神经、血管、肌肉和激素的反应。对于女性而言,突出表现为阴道周围的血管反射性扩张和充血、生殖器的膨胀和湿润。女性性反应周期分为性欲期、性兴奋期、性持续期、性高潮期和性消退期。一般男性在性消退期后存在不应期,而女性可在高潮过后的数秒钟再次接受性刺激而获得高潮。

成年女性在生殖系统健全的情况下,性反应周期的一个或几个阶段发生障碍,或出现与性交相关的疼痛,而不能参与或达到其所预期的性关系,造成心理痛苦,称为性功能障碍(female sexual dysfunction)。女性性功能障碍的表现有:性欲障碍、性唤起障碍、性高潮障碍、性交疼痛障碍等。

【复习题】

A1 型题

1. 下列哪项**不属于**性反应周期
   A. 性欲期　　　　　　　B. 性兴奋期　　　　　　C. 性持续期
   D. 性高潮期　　　　　　E. 性不应期

2. 下列关于女性性功能障碍原因的叙述中,哪项**不属于**功能性障碍的主要原因
   A. 轻度或重度抑郁症　　　　　　B. 长时间口服避孕药
   C. 性知识、性技巧的缺乏　　　　D. 处女膜过度肥厚
   E. 有较强的自卑感

3. 下列哪项**不属于**女性性功能障碍的表现
   A. 性唤起障碍　　　　　B. 性欲障碍　　　　　　C. 性器官发育不良
   D. 性高潮障碍　　　　　E. 性交疼痛障碍

4. 引起阴道痉挛的主要原因是
   A. 居室不安静　　　　　B. 甲状腺亢进　　　　　C. 阴道炎
   D. 心理原因　　　　　　E. 性交过少

5. 下列关于女性性生理卫生的叙述,哪项**不正确**
   A. 不酗酒、不吸烟、远离毒品
   B. 男性包皮过长不需要手术治疗

C. 每次性生活前要清洗生殖器

D. 杜绝不洁性交、性滥交

E. 注意月经期、妊娠期、产褥期和绝经期的性生活卫生

6. 下列各选项中,属于女性性交障碍的是

　　A. 性厌恶　　　　　　　B. 无性高潮　　　　　　　C. 阴道痉挛

　　D. 性欲抑制　　　　　　E. 性欲亢进

A2 型题

7. 张女士,31 岁,25 岁结婚。主诉婚后性生活时阴道干涩、轻度疼痛且无性感觉,但用自慰工具可出现性高潮。既往体健,平时用妈富隆避孕。妇科检查发现生殖器官无异常,刺激乳头、阴蒂、外阴均无明显反应。对该病人的诊断是

　　A. 性唤起障碍　　　　　B. 性欲障碍　　　　　　　C. 性高潮障碍

　　D. 性交疼痛障碍　　　　E. 阴道痉挛

A3 型题

(8~10 题共用题干)

王女士,36 岁,婚后与丈夫分居两地,虽性生活次数较少,但有时可达到性高潮。8 年前听说丈夫有外遇且患过淋病,自此与丈夫感情冷淡、失眠,对性生活毫无兴趣。6 年前两人调到一地工作,性生活次数虽有增多,但并非自觉要求,多是迫不得已应付丈夫,也未达到过性高潮,最近夫妻感情有些恢复,故希望得到治疗。王女士既往月经略多,现有一双子女,无器质性病变,但经常服艾司唑仑(舒乐安定)。妇科检查生殖器官无明显异常,女性激素也在正常范围内。

8. 王女士的疾病诊断是

　　A. 性交障碍　　　　　　B. 性高潮障碍　　　　　　C. 性欲抑制

　　D. 性厌恶　　　　　　　E. 性唤起障碍

9. 该病人疾病的原因是

　　A. 性创伤经历　　　　　B. 性器官发育不良　　　　C. 垂体腺瘤

　　D. 卵巢功能不足　　　　E. 心理因素

10. 该病人最佳的治疗方法是

　　A. 阴道扩张　　　　　　　　　　B. 性感训练

　　C. 雌激素替代治疗　　　　　　　D. 加大舒乐安定的用量

　　E. 应用阴道润滑剂

(周　雪)

第十八章　计划生育妇女的护理

【重点、难点提示】

计划生育是我国的一项基本国策,是妇女生殖健康的重要内容。人口与计划生育问题是我国可持续发展的关键问题之一。具体内容包括:①提倡晚婚;②提倡晚育;③节育;④优生优育。

1. 避孕方法及护理　常用的女性避孕方法有工具避孕、药物避孕及外用避孕法。目前我国男性主要采用输精管结扎术及阴茎套避孕。药物避孕是应用甾体激素达到避孕效果,具有经济、方便、安全、有效的特点,可抑制排卵,改变宫颈黏液性状,不利于精子穿透,改变子宫内膜的形态与功能,不利于着床等而起到避孕效果,但有一定的副作用。男用避孕套不仅可用以避孕,还可防止性疾病的传播。女用避孕工具主要是放置宫内节育器(是目前我国育龄妇女的主要避孕措施)。凡育龄期妇女自愿选择放置宫内节育器避孕而无禁忌证者均可放置。宫内节育器的避孕原理主要是异物无菌性反应和压迫,具有杀精毒胚、干扰着床、缓释药物等作用。紧急避孕或称房事后避孕,是指在无防护性生活后或避孕失败后几小时或 3~5d 内,女性为防止非意愿性妊娠的发生而采用的避孕方法,不能作为常规避孕方法。安全期避孕是指避开排卵日进行性生活,但失败率较高。

2. 女性绝育　是用手术或药物的方法,使女性达到永久性不孕的目的。常用经腹输卵管绝育术、经腹腔镜输卵管绝育术。

3. 人工终止妊娠　人工终止妊娠的方法有药物流产、人工流产术(包括负压吸宫术和钳刮术)及中期妊娠引产术。药物流产是用米非司酮(RU486)配伍米索前列醇达到终止早孕的目的,适用于妊娠 7 周以内宫内妊娠者,有造成不全流产的可能,需在医生观察和手术条件下使用。人工流产术有负压吸引术和钳刮术两种,痛苦大、并发症多。负压吸宫术适用于妊娠10 周以内者,钳刮术适用于妊娠 11~14 周者。中期妊娠引产有依沙吖啶(利凡诺)引产和水囊引产两种方法,中期妊娠引产适用于妊娠 13~28 周者,其过程与足月分娩近似。

【复习题】

1. 宫内节育器的避孕原理是
    A. 阻止孕卵着床
    B. 改变输卵管蠕动方向
    C. 改变宫腔内环境
    D. 抑制排卵
    E. 改变子宫内膜的功能
2. 下列关于宫内节育器放置时间的描述,错误的是

A. 月经干净后 3~7d　　　　　　B. 自然分娩后三个月

C. 剖宫产术后半年　　　　　　　D. 人工流产术后

E. 哺乳期

3. 病人,女性,35 岁,有 1 男孩,现要求放置宫内节育器,放置术后的健康指导,**错误的**是

A. 术后休息 3d

B. 两周内禁性生活和盆浴

C. 3 个月内月经或大便时注意有无节育器脱落

D. 术后 3 个月,6 个月,1 年各复查一次,以后每年复查一次

E. 术后如出现腹痛,发热,出血大于月经量,持续时间 14d 应随时就诊

4. 放置宫内节育器后禁止性生活的时间为

A. 1 周　　　　　　　　B. 2 周　　　　　　　　C. 1 个月

D. 3 个月　　　　　　　E. 6 个月

5. **不属于**放置宫内节育器的并发症是

A. 感染　　　　　　　　B. 节育器嵌顿　　　　　C. 子宫穿孔

D. 节育器异位　　　　　E. 子宫癌变

6. 放置宫内节育器的时间是在月经干净后

A. 11d　　　　　　　　B. 10d　　　　　　　　C. 9d

D. 8d　　　　　　　　E. 7d

7. 对于孕 2 产 2 的妇女,首选的避孕措施是

A. 避孕套　　　　　　　B. 阴道隔膜　　　　　　C. 宫内节育器

D. 口服避孕药　　　　　E. 安全期避孕

8. 下列情况下,可以行输卵管结扎术的是

A. 各种疾病的急性期

B. 患有全身性疾病不宜生育者

C. 24h 内 2 次体温达到或超过 37.5℃者

D. 腹部皮肤有感染者

E. 严重的神经症者

9. 病人女性,27 岁。已婚,现有 1 子,最适合的避孕措施是

A. 放置宫内节育器　　　B. 阴茎套　　　　　　　C. 药物避孕

D. 输卵管结扎　　　　　E. 安全期避孕

10. 口服避孕药的禁忌证**不包括**

A. 患有严重心血管疾病病人　　　　B. 糖尿病病人

C. 甲状腺功能亢进者　　　　　　　D. 精神生活不能自理者

E. 产后 8 个月妇女

11. 病人,女性,27 岁。半个月前足月顺产一男婴,因月经量过多,口服短效避孕药。关于此类药物的副作用,正确宣教内容是

A. 长期用药体重会减轻

B. 若类早孕反应轻则不需处理

C. 漏服药引起阴道流血时需立即停药

D. 一般用药后,月经周期不规则,经量减少

E. 紧急避孕药属于短效避孕药,副作用很大

12. 护士在为社区人群进行健康宣教,在下列人群中,可以指导其应用口服避孕药进行避孕的是
    A. 患有严重心血管疾病者　　　　B. 乳房有肿块者
    C. 甲状腺功能亢进者　　　　　　D. 患有慢性肝炎者
    E. 子宫畸形者

13. 某女士正在服用口服避孕药进行避孕,服药期间出现哪种情况应该停药
    A. 体重稍增加　　　　B. 闭经　　　　C. 色素沉着
    D. 头晕乏力　　　　　E. 经量减轻

14. 病人,女性,23岁,妊娠40d,现要求药物流产,最佳的方案是
    A. 大剂量孕激素疗法　　　　　　B. 雌孕激素联合治疗
    C. 米索前列醇顿服　　　　　　　D. 米非司酮与前列腺素配伍
    E. 米非司酮分次口服

15. 药物流产适用于
    A. 妊娠7周以内　　　　B. 妊娠6~10周　　　　C. 妊娠11~14周
    D. 妊娠15~24周　　　　E. 妊娠15~28周

16. 病人,女性,28岁,孕2产1,妊娠60d需中断妊娠,应选择
    A. 负压吸引　　　　B. 钳刮术　　　　C. 药物流产
    D. 依沙吖啶引产　　E. 水囊引产

17. 病人,女性,28岁,妊娠八周后行人工流产负压吸引术,针对该病人采取的护理措施,**错误的**是
    A. 术后在观察室休息1~2h,注意观察阴道流血和腹痛情况
    B. 保持外阴清洁　　　　　　　　C. 术后两周内禁止盆浴,性生活
    D. 嘱病人休息两周　　　　　　　E. 有腹痛或出血多者,应随时就诊

18. 病人女,35岁,意外妊娠12周,现需终止妊娠,**不适宜**手术的指征是
    A. 术前两天性生活　　　B. 体温38.5℃　　　C. 术前两天阴道冲洗
    D. 妊娠呕吐　　　　　　E. 妊娠合并贫血

19. 非孕妇女输卵管结扎的最佳时间
    A. 月经期　　　　　　　B. 月经来潮前3~5d　　　C. 月经来潮前5~7d
    D. 月经结束后3~7d　　　E. 月经结束后5~7d

20. 下列关于输卵管结扎术时间的选择**错误的**是
    A. 非孕妇女应选择在月经前期,最好是月经结束后3~7d
    B. 人工流产或取环术后
    C. 分娩后24h内
    D. 自然流产妇女月经复潮后
    E. 闭经妇女可立即手术

21. 抑制排卵的避孕方法是
    A. 药物避孕　　　　　B. 安全期避孕　　　　C. 使用避孕套
    D. 放置宫内节育器　　E. 使用阴道隔膜

22. 输卵管结扎术的结扎部位是输卵管的

A. 间质部　　　　　B. 峡部　　　　　C. 壶腹部

D. 伞部　　　　　E. 漏斗部

23. 关于"工具避孕原理"的陈述，**不正确**的是

A. 异物反应改变输卵管蠕动功能　　B. 内膜受压缺血囊胚被溶解吸收

C. 释放的黄体酮致内膜腺体萎缩　　D. 间接地抑制卵巢排卵

E. 异物致无菌性炎症阻碍着床

24. 有关药物避孕的不良反应的陈述，**无关的**是

A. 类早孕反应　　　B. 性欲下降　　　C. 色素沉着

D. 体重增加　　　　E. 月经改变

25. 有关多种避孕方法的作用机制，**不妥当**的是

A. 抑制排卵　　　　B. 阻塞输卵管　　C. 阻止精子与卵子结合

D. 改变宫腔内环境　E. 阻止受精卵植入

26. 宫腔节育器放置的时间，**不妥当**的是

A. 哺乳期结束时　　B. 人工流产术后即放置　C. 月经干净后1周内

D. 剖宫产后6个月后　E. 自然分娩后满3个月

27. 我国现在最常用的避孕措施是

A. 避孕套　　　　　B. 阴道隔膜　　　C. 宫内节育器

D. 口服避孕药　　　E. 安全期避孕

28. 宫内节育器的避孕机制主要是

A. 阻止精子和卵子相遇　　　B. 影响卵巢排卵

C. 阻止卵子由卵巢进入子宫　D. 阻止受精卵着床

E. 阻止精子进入输卵管

29. 关于避孕方法，下列哪项**最不可靠**

A. 宫内节育器　　　B. 口服避孕药　　C. 安全期避孕

D. 阴道隔膜　　　　E. 避孕套

30. 吸宫术后为预防感染，病人何时才能恢复性生活

A. 7d后　　　　　　B. 2周后　　　　C. 20d后

D. 1个月后　　　　E. 3个月后

31. 妊娠10周的人工流产手术最常用措施是

A. 钳刮术　　　　　B. 负压吸宫　　　C. 利凡诺引产

D. 天花粉肌注　　　E. 药物流产

32. 在吸宫术中，吸管进出子宫颈管时应注意

A. 降低负压　　　　B. 不可带负压　　C. 可带负压

D. 控制负压　　　　E. 保持负压

33. 输卵管结扎术的结扎部位是输卵管的

A. 间质部　　　　　B. 峡部　　　　　C. 壶腹部

D. 伞部　　　　　E. 漏斗部

34. 王某，27岁，来医院放置宫内节育器，计划生育护士陆老师向王某介绍术后健康指导，正确的是

A. 术后休息3周　　　　　　B. 1个月内禁重劳力

C. 术后无阴道出血　　　　　　　　D. 术后 2 周内禁性交、盆浴

E. 术后 1、3、6 个月复查

35. 病人女性,23 岁,妊娠 45d,现要求药物流产,最佳的方案是

A. 大剂量孕激素疗法　　　　　　　B. 雌孕激素联合治疗

C. 米索前列醇顿服　　　　　　　　D. 米非司酮与前列腺素配伍

E. 米非司酮分次口服

（李德琴）

第十九章　妇 女 保 健

【重点、难点提示】

女性在特殊的生理时期,月经期、孕期、产期、哺乳期及围绝经期,由于机体生理功能发生改变,对一些有害因素的敏感性增强,职业性损害相对加重。除了一般的劳动保护措施外,按照法律规定,还需采取一些特殊的劳动保护措施。

1. 改善劳动环境　一切职业危害因素都具有安全阈值,加强预防,降低作业环境中职业性有害物质的浓度或强度,改善劳动条件,使职业危害降到最低程度。如 2012 年颁布的《女职工劳动保护特别规定》明确列出女职工禁忌参加的劳动有:矿山井下作业(不包括临时性的工作,如下矿井进行治疗和抢救等),森林业伐木、运送及流放木材的作业,连续负重(指每小时负重次数在 6 次以上)每次＞20kg;间断负重每次＞25kg 的作业等。

2. 合理安排劳动　组织劳动时应考虑到男女性别差异,有些工种不适宜于女性,如过重的体力负荷、井下作业或冷水作业等,对患有妇科病等不适宜从事某些工作的要及时进行调整。另外,应分别制订劳动考核指标,做到男女分工合理。《女职工劳动保护特别规定》第五条明确规定:用人单位不得因女职工怀孕、生育、哺乳降低其工资、予以辞退、与其解除劳动或者聘用合同。

3. 进行妇女各期的劳动保健

(1)月经期:女职工在月经期不得从事重体力劳动及高空、高温、冷水、野外作业以及接触有毒物质而无防护措施的作业。

(2)孕前期与妊娠期:对已婚待育的女职工禁忌从事接触高浓度铅、汞、苯、镉的作业。对已确定妊娠者,禁忌从事以下工作:工作中接触具有胚胎毒性作用及致癌作用的化学物质、强烈的全身震动或放射线工作,接触有毒物质浓度超过国家卫生标准的作业。对怀孕满 7 个月后的女职工应适当减轻工作量,且不得安排夜班劳动。怀孕女职工在劳动时间内的产前检查时间算作劳动时间。

(3)产前产后期:根据 2016 年 1 月 1 日起实施的新版《人口与计划生育法》,各省市(直辖市)、自治区先后对产假的天数进行调整,延长 30 至 90 天不等。如北京市符合生育政策的女性将享受到国家规定产假 98 天加上 30 天奖励假,为 128 天。多胎生育者,每多生育一个婴儿,增加产假 15 天。产假是按自然天数计算,包括法定节假日。国家规定产假是为了保证产妇恢复身体健康,因此,休产假不能提前或推后。

(4)哺乳期:《女职工劳动保护特别规定》第 9 条规定:"女职工哺乳(含人工喂养)未满 1 周岁的婴儿期间(以下称哺乳期间),用人单位不得延长其劳动时间或者安排其夜班劳动。用人单位应当在每日的劳动时间内为哺乳期间女职工安排不少于 1 小时的时间作为哺乳时间;生育多胞胎的,每多哺乳 1 个婴儿,每日增加 1 小时的哺乳时间。"

(5)流产后:《女职工劳动保护特别规定》第 7 条第 2 款规定:"女职工怀孕未满 4 个月流

产的,享受 15 天产假;怀孕满 4 个月流产的,享受 42 天产假。"

【复习题】

A1 型题

1. 关于经期卫生描述**不正确**的是
   A. 保持外阴清洁,每天进行阴道冲洗　　B. 要用干净的卫生巾
   C. 可照常参加工作　　D. 防止寒冷刺激
   E. 保持愉快的心情

2. 我国劳动部颁布的《职工禁忌劳动范围》中明确规定了全体女职工禁忌参加的劳动工种,下列**不属于**其范围的是
   A. 矿山井下作业　　B. 森林业伐木、运送及流放木材的作业
   C. 连续负重每次>20kg 的作业　　D. 间断负重每次>25kg 的作业
   E. 下矿井进行治疗和抢救的护士

3. 关于妇女保健工作意义和目的的论述,**错误的**是
   A. 妇女保健以维护和促进妇女健康和民主为目的
   B. 关系到子孙后代的健康、家庭幸福、民族素质提高
   C. 以中低收入人群为重点,开展以生殖健康为核心的工作
   D. 妇女保健工作和计划生育工作关系不大
   E. 妇女保健以弱势妇女群体为服务对象

4. 对妇女进行防癌普查的时间为
   A. 每半年一次　　B. 每一年一次　　C. 每两年一次
   D. 每三年一次　　E. 每一至两年一次

5. 关于孕期的劳动保护,下列正确的是
   A. 妊娠满 7 个月后,不得安排夜班劳动
   B. 妊娠满 6 个月后,不得安排夜班劳动
   C. 临近预产期时,不得安排夜班劳动
   D. 妊娠满 8 个月后,不得安排夜班劳动
   E. 妊娠期不得安排夜班劳动

6. 国家制定对妇女定期进行妇女病的普查普治,主要是针对
   A. 以妊娠相关疾病为主　　B. 以防职业病为主　　C. 以保健为主
   D. 以防癌为主　　E. 以性传播疾病为主

7. 以下说法正确的是
   A. 产假是按自然天数计算,不包括法定节假日
   B. 女职工的产假为 100d,其中产前休假 15d
   C. 难产者增加产假 15d,多胎生育者,每多生育一个婴儿,增加产假 15d
   D. 妊娠不满 4 个月流产时,给予一周的产假
   E. 妊娠满 4 个月以上流产时,给予一个月的产假

8. 以下**不属于**妇女生殖健康基本保健范畴的是
   A. 建立妇女保健网络
   B. 不孕症与人工流产的预防和治疗
   C. 对妊娠、分娩、流产并发症的诊断和治疗

D. 计划生育技术指导

E. 产前与产后保健、安全分娩的教育与服务

9. 围绝经期保健的内容**不包括**

    A. 适当进行体育运动   B. 保持外阴清洁

    C. 进食低蛋白、高维生素食物   D. 定期体检

    E. 进行肛提肌锻炼

10. 围婚期保健的内容**不包括**

    A. 婚前医学检查   B. 维护生殖正常功能   C. 婚前卫生指导

    D. 婚前卫生咨询   E. 新婚节育指导

11. 下列选项**不属于**妇女保健组织机构的是

    A. 中国疾病预防控制中心妇幼保健中心

    B. 卫生健康委员会内设妇幼保健司

    C. 基层卫生与妇幼保健处

    D. 市（地）级卫生健康委设有妇幼保健科

    E. 县（市）级卫生健康委设有防保股

12. 关于非孕期女性的保健，下列说法**错误**的是

    A. 定时排便，便后需自前向后擦拭

    B. 从乳房顶端经过乳头至底部的距离小于 20cm，说明乳房还小，不必戴胸罩

    C. 一般年龄越小所需睡眠时间越长，小儿平均每天睡眠时间不应低于 11h

    D. 青春期少女应每天用清水清洗外阴，不用各种外阴洗液

    E. 临睡前应取下胸罩，以保证乳腺正常的血液循环

A3 型题

（第 13~15 题共用题干）

王女士，26 岁，在鱼药厂工作，婚后半年，一直坚持用避孕套，于 4 月 25 日套破，造成精神紧张，害怕意外妊娠。现已停经 50d，尿妊娠试验阳性，要求人流。丈夫体健，每日抽烟 3 包。

13. 对于新婚不久的王女士，**不宜**采用的避孕措施有

    A. 口服避孕药   B. 输卵管结扎术   C. 男性避孕套

    D. 女性避孕套   E. 自然避孕法

14. 下列相关人流的说法，正确的是

    A. 按照国家规定，王女士可享有一周的产假

    B. 按照国家规定，王女士可享有 42d 的产假

    C. 人流是一种有效的避孕方法

    D. 根据停经周数，应对王女士采用钳刮术进行人流

    E. 根据停经周数，可对王女士进行药物流产

15. 半年后，王女士准备妊娠，前来咨询，下列说法**不正确**的是

    A. 首先对王女士及丈夫进行身体检查

    B. 建议王女士的丈夫戒烟、戒酒，锻炼身体

    C. 建议王女士调换到对身体影响相对较小的岗位

    D. 确定妊娠，即可调离夜班岗位

    E. 注意外阴部的清洁，尤其是性生活前

（周 雪）

第二十章 妇科常用护理技术

【重点、难点提示】

妇科常用护理技术是妇产科护理岗位常用的专业性很强的操作技术，是学生应熟练掌握的内容。本章内容包括外阴冲洗/消毒、会阴擦洗、阴道冲洗/灌洗、会阴湿热敷、坐浴、宫颈/阴道上药6项操作。重点是掌握各项操作的适应证和护理要点，难点是通过实训练习，能熟练进行各项操作，要求态度端正，程序正确，动作规范，操作轻柔，操作过程中关心、体贴、爱护病人，保护病人隐私，体现优质护理服务。

【复习题】

A1 型题

1. 关于外阴冲洗，**错误**的操作是
   - A. 协助病人取屈膝仰卧位，暴露会阴，注意保暖
   - B. 调节好灌洗液温度
   - C. 清洁顺序自上而下，由内向外；消毒顺序自上而下，由外向内
   - D. 冲洗时用无菌纱布堵住阴道口，以免灌洗液进入阴道口
   - E. 操作结束，整理好用物，洗手摘口罩，宣教注意事项

2. 外阴冲洗常用的药液是
   - A. 50% 的硫酸镁或 90% 的乙醇
   - B. 1∶5 000 的高锰酸钾
   - C. 1% 的乳酸
   - D. 0.02% 的碘伏溶液
   - E. 0.5% 的碘伏溶液

3. 关于会阴擦洗，下列描述**不正确**的是
   - A. 第一遍遵循自上而下，由外向内的原则
   - B. 第二遍遵循以切口为中心，自上而下，由内向外的原则
   - C. 会阴水肿者可用 50% 的硫酸镁或 95% 的酒精湿热敷
   - D. 留置导尿管者注意将尿道口擦洗干净，必要时一个棉球可反复使用，直至干净为止
   - E. 最后擦洗肛周及肛门

4. 下列**不是**阴道灌洗禁忌证的是
   - A. 未婚妇女
   - B. 宫颈癌病人无活动性出血者
   - C. 妊娠期及产褥期
   - D. 阴道出血者
   - E. 人工流产后宫颈口未闭者

5. 关于坐浴,**不恰当**的说法是

    A. 水温以 38~42℃为宜

    B. 高锰酸钾为强氧化剂,治疗浓度可消毒杀菌,浓度过高会造成皮肤灼伤

    C. 月经期或不规则阴道流血、妊娠期及产后 7d 内禁忌坐浴

    D. 坐浴时间一般持续 20min

    E. 阴道假丝酵母菌病可用 2%~4% 的碳酸氢钠溶液坐浴

6. 关于阴道上药的护理要点,描述**错误**的是

    A. 告知病人带线大棉球尾线留在阴道口外,24~48h 取出

    B. 腐蚀性药物只涂在宫颈病灶局部,避免烧伤阴道壁及正常组织

    C. 未婚妇女禁用阴道窥器,可用长棉签涂擦

    D. 用药期间禁止性生活

    E. 纳入法一般在临睡前或休息时上药,以免起床活动时药物脱出

7. 关于阴道灌洗的护理要点,描述**错误**的是

    A. 灌洗溶液温度以 41~43℃为宜

    B. 灌洗筒距床面不得超过 100cm,以免灌洗液或污物进入宫腔

    C. 当灌洗液剩 100ml 时,夹紧橡胶管拔除灌洗头及窥阴器,再冲洗一遍外阴

    D. 月经期病人不宜做阴道灌洗

    E. 冲洗动作要轻柔,冲洗头不可插入过深,以免损伤阴道壁或宫颈组织

A3/A4 型题

(第 8~9 题共用题干)

李女士,40 岁,外阴瘙痒伴烧灼感半月余,阴道少量稀薄泡沫状白带,诊断为滴虫性阴道炎。护士遵医嘱给予坐浴。

8. 适宜的坐浴溶液是

    A. 0.02% 呋喃西林溶液　　　　　　B. 2%~4% 碳酸氢钠

    C. 0.1%~0.5% 醋酸溶液　　　　　　D. 0.1% 苯扎溴铵溶液

    E. 生理盐水

9. 下列关于坐浴的说法,**错误**的是

    A. 将臀部及全部外阴浸泡在药液中

    B. 操作前嘱病人排空膀胱

    C. 坐浴可减缓局部血液循环,促进炎症局限

    D. 操作时注意观察病人反应,避免出现不适

    E. 坐浴后对病人进行健康宣教,积极预防感染

(第 10~11 题共用题干)

王女士,28 岁,分娩时因巨大儿,行会阴侧切术,术后外阴水肿明显,遵医嘱行会阴湿热敷。

10. 会阴湿热敷的常用药物是

    A. 1∶5 000 高锰酸钾　　　　　　　B. 2%~4% 碳酸氢钠

    C. 0.2%~0.5% 碘伏溶液　　　　　　D. 0.1% 苯扎溴铵

    E. 50% 硫酸镁或 95% 酒精

11. 会阴湿热敷的目的**不包括**
　　A. 利用热和物理作用,促进局部血液循环
　　B. 增强白细胞的吞噬作用
　　C. 提高组织活力,有利于脓肿局限和吸收
　　D. 预防和减少泌尿道和生殖道逆行感染
　　E. 促进局部组织生长和修复,消炎、消肿、止痛

（李仁兰）

复习题参考答案

第一章　妇科护理病史采集与检查配合

1. D　2. D　3. B　4. E　5. D　6. B　7. D　8. C　9. B　10. E
11. E　12. C　13. E　14. A　15. C　16. B　17. D　18. C　19. E　20. E
21. B　22. C　23. E

第二章　妇科常用的特殊检查及护理配合

1. A　2. B　3. D　4. C　5. E　6. C　7. D　8. D　9. E　10. B
11. E　12. D　13. E　14. C　15. E　16. E　17. E　18. A

第三章　女性生殖系统炎症病人的护理

1. D　2. A　3. C　4. D　5. E　6. C　7. E　8. E　9. D　10. C
11. B　12. C　13. A　14. C　15. C　16. E　17. A　18. A　19. C　20. B
21. E　22. E　23. B　24. B　25. A　26. B　27. E　28. D　29. C　30. B
31. B　32. B　33. E　34. D　35. D　36. A　37. B　38. C　39. C　40. B
41. B　42. D　43. B　44. A　45. C　46. D　47. C　48. D　49. B　50. B
51. C　52. C　53. E　54. C

第四章　性传播疾病病人的护理

1. C　2. A　3. C　4. B　5. A　6. E　7. D　8. C　9. E　10. B
11. A　12. C　13. C　14. B

第五章　妇科手术病人的一般护理

1. A　2. A　3. C　4. D　5. B　6. D　7. A　8. C　9. D　10. E
11. B　12. B　13. D

第六章　外阴上皮内非瘤样病变病人的护理

1. A　2. B　3. D　4. E　5. E　6. C　7. C　8. A　9. B　10. E
11. C

第七章　外阴肿瘤病人的护理

1. A　　2. A　　3. A　　4. C　　5. E　　6. E　　7. E　　8. D　　9. D　　10. C
11. A　　12. D　　13. B　　14. A　　15. B　　16. C　　17. B　　18. C　　19. D　　20. C
21. C

第八章　子宫颈肿瘤病人的护理

1. D　　2. A　　3. C　　4. D　　5. C　　6. D　　7. C　　8. B　　9. E　　10. D
11. B　　12. B　　13. A　　14. B

第九章　子宫肿瘤病人的护理

1. B　　2. E　　3. A　　4. E　　5. B　　6. D　　7. C　　8. B　　9. E　　10. D
11. A　　12. D　　13. C　　14. D　　15. C

第十章　卵巢肿瘤与输卵管肿瘤病人的护理

1. A　　2. B　　3. C　　4. B　　5. C　　6. A　　7. C　　8. E　　9. C　　10. A
11. A　　12. C　　13. B　　14. C　　15. E

第十一章　妊娠滋养细胞疾病病人的护理

1. C　　2. C　　3. B　　4. A　　5. D　　6. A　　7. D　　8. A　　9. B　　10. B
11. D　　12. B　　13. C　　14. C　　15. D　　16. C　　17. D　　18. B　　19. B　　20. B

第十二章　女性生殖内分泌疾病病人的护理

1. D　　2. B　　3. E　　4. E　　5. B　　6. B　　7. C　　8. D　　9. E　　10. D
11. E　　12. A　　13. C　　14. C　　15. B　　16. D　　17. B　　18. B　　19. C　　20. D
21. A　　22. D　　23. B　　24. E　　25. C　　26. B　　27. A　　28. B　　29. E　　30. E
31. E　　32. A　　33. A　　34. B　　35. D　　36. E

第十三章　女性生殖器官发育异常病人的护理

1. E　　2. B　　3. C　　4. D　　5. B　　6. D　　7. D　　8. D　　9. B　　10. D
11. C　　12. C　　13. C

第十四章　女性生殖器官损伤性疾病病人的护理

1. D　　2. A　　3. C　　4. B　　5. E　　6. E　　7. B　　8. A　　9. A　　10. B
11. B　　12. C　　13. B　　14. C　　15. C　　16. C　　17. E

第十五章　子宫内膜异位症和子宫腺肌病病人的护理

1. E　　2. C　　3. B　　4. D　　5. E　　6. A　　7. B　　8. C　　9. C　　10. B
11. E　　12. A　　13. C　　14. E　　15. B　　16. A　　17. C　　18. D　　19. B　　20. E

第十六章　不孕症妇女的护理

1. D　　2. E　　3. E　　4. B　　5. B　　6. C　　7. E　　8. D　　9. A　　10. A
11. D　　12. B　　13. B　　14. C　　15. C　　16. B　　17. D　　18. E　　19. C　　20. A

第十七章　性与性功能障碍病人的护理

1. E　　2. D　　3. C　　4. D　　5. B　　6. C　　7. A　　8. C　　9. E　　10. B

第十八章　计划生育妇女的护理

1. A　　2. E　　3. E　　4. B　　5. E　　6. E　　7. C　　8. B　　9. A　　10. E
11. B　　12. E　　13. B　　14. D　　15. A　　16. A　　17. C　　18. B　　19. D　　20. E
21. A　　22. B　　23. D　　24. B　　25. B　　26. A　　27. C　　28. D　　29. C　　30. D
31. B　　32. B　　33. B　　34. D　　35. D

第十九章　妇　女　保　健

1. C　　2. E　　3. D　　4. E　　5. A　　6. D　　7. C　　8. A　　9. C　　10. B
11. A　　12. B　　13. B　　14. A　　15. D

第二十章　妇科常用护理技术

1. C　　2. E　　3. D　　4. B　　5. A　　6. A　　7. B　　8. C　　9. C　　10. E
11. D

56